LA

BOURBOULE

SES EAUX MINÉRALES

LEURS

APPLICATIONS THÉRAPEUTIQUES

PAR

Le Docteur Georges CLÉRAULT,

Membre Correspondant de la Société anatomique,
Médaille de bronze de l'Assistance publique, 1874,
Médecin consultant aux eaux de la Bourboule.

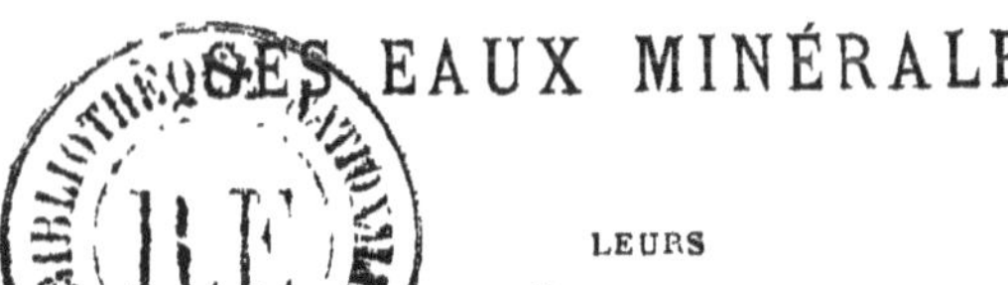

PARIS

OCTAVE DOIN, LIBRAIRE-EDITEUR

2, RUE ANTOINE-DUBOIS, PLACE DE L'ECOLE-DE-MÉDECINE

1877

LA BOURBOULE

SES EAUX MINÉRALES

LEURS APPLICATIONS THÉRAPEUTIQUES

LA
BOURBOULE

SES EAUX MINÉRALES

LEURS

APPLICATIONS THÉRAPEUTIQUES

PAR

Le Docteur Georges CLÉRAULT,

Membre Correspondant de la Société anatomique,
Médaille de bronze de l'Assistance publique, 1874,
Médecin consultant aux eaux de la Bourboule.

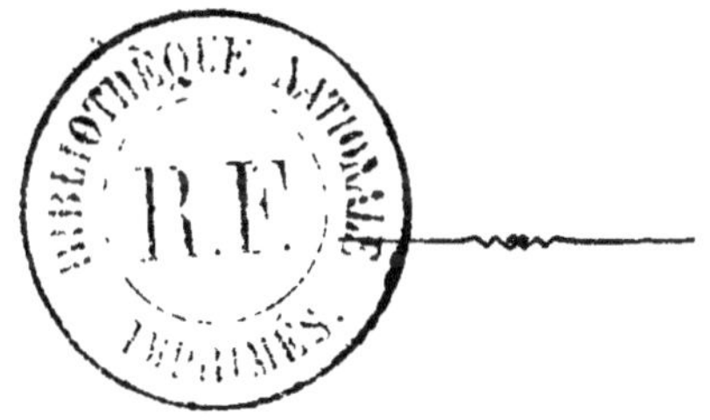

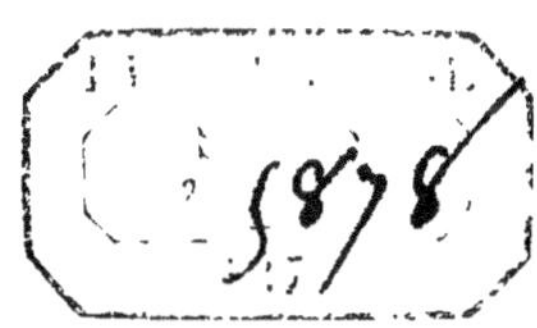

PARIS

OCTAVE DOIN, LIBRAIRE-EDITEUR

2, RUE ANTOINE-DUBOIS, PLACE DE L'ECOLE-DE-MÉDECINE

1877

LA
BOURBOULE

SES EAUX MINÉRALES

LEURS

APPLICATIONS THÉRAPEUTIQUES

INTRODUCTION.

Parmi les moyens curatifs dont la médecine a consacré l'usage, il en est beaucoup que l'on doit au hasard, à l'instinct, ou à d'heureuses témérités. L'introduction des eaux minérales dans la matière médicale n'a certainement pas d'autre origine.

Un chien de la meute de l'empereur Charles VI, poursuivant un cerf, tomba dans une mare d'eau bouillante, et les bains de Karlsbad furent découverts. Il y a mille faits analogues qu'on pourrait rapporter.

De pauvres malades, voisins des sources, furent les premiers à ressentir leurs bienfaits et à vanter leurs vertus. Ainsi commença et s'étendit peu à peu la célébrité des eaux thermales.

Les anciens, dit Pline, croyaient qu'une divinité tutélaire et amie des hommes présidait à la garde de chaque source d'eau minérale; mais dans ces premiers âges, les naïades commises à leur garde n'avaient que des abris rustiques comme le toit de ceux qui les visitaient. La munificence des Romains ne leur avait pas encore élevé ces édifices somptueux dont les restes tiennent encore leur place parmi les monuments de la grandeur de ces maîtres du monde.

Les peuples les plus divers, les Persans, les Mogols, les Egyptiens, les Chinois (1) ont leurs sources minérales et vont y puiser la santé.

Les Arabes ne manquèrent pas de faire un grand usage de ce remède autorisé dans la médecine. Les Romains estimaient et employaient beaucoup les eaux minérales; Vitruve, Senèque, Pline en sont les témoins et les garants.

Les Grecs, chez qui les Romains avaient puisé toutes les sciences, connaissaient également les sources thermales, cependant Homère, qui nous représente souvent les héros se baignant au milieu de bassins attenant aux palais (2), n'en parle pas, mais Hippocrate (3) décrit des eaux chaudes empreintes de cuivre, d'argent, de soufre, de bitume, de nitre, et les interdit dans l'usage ordinaire ; d'autres médecins Grecs les employaient contre l'éléphantiasis, contre la colique, la paralysie, la contracture, etc. Gallien (4) et Strabon attribuaient à certaines sources la vertu de briser la pierre dans la vessie et d'en évacuer les graviers. On parlait beaucoup alors d'eaux soufrées, bitumineuses, nitreuses, ferrugineuses.

---

(1) Alibert (Précis des eaux minérales les plus usitées), cite un long passage tiré des observations de physique et d'histoire naturelle de l'empereur Kang-Hi, qui ferait supposer que depuis longtemps les qualités des eaux minérales étaient bien appréciées en Chine.

(2) Odyss., VI, XVII.

(3) De ære loc. et aq.

(4) De facult. simp., lib. O.

Archigenès (1) les ordonnait aussi dans les maladies de la vessie jusqu'à la quantité de trois hémines le premier jour, ensuite jusqu'à dix (une hémine pèse 480 grammes).

Pline (2) déclare que toutes les eaux sont un bienfait de la terre, et plus loin, après avoir énuméré quelques-unes des plus célèbres dans l'empire romain, particulièrement celles de la Campanie, il cite les affections pour lesquelles on les croyait utiles de son temps. Telle est la source de la campagne de Cicéron, sur le chemin du lac Avernes à Pouzzoles, laquelle était réputée contre les maladies des yeux. Dans la même contrée, les eaux de Sinuesa passaient pour guérir la stérilité des femmes. A Œnaria, aujourd'hui Ischia, ou soulageait les calculeux, etc.

Horace fréquenta longtemps les thermes de Baïa, et lorsqu'il les abandonne pour aller à Salerne, tout le monde le plaint de quitter un si riant séjour, des bois de myrte, *myrteta relinqui*, et ces eaux sulfureuses si propices dans certaines maladies.

A chaque instant, on trouve dans Martial des passages se rapportant aux thermes des environs de Rome, et un ouvrage italien assez curieux (3) nous apprend de quelle importance étaient sous Trajan les Aquæ Ceretanæ, les Aquæ Apollinaræ, etc. Depuis Néron jusqu'à Domitien et Nerva, la mode entraînait les oisifs de Rome vers le golfe de Naples.

Des restes d'étuves sulfureuses à Naples nous montrent comment les Romains envisageaient la thérapeutique des maladies de la peau.

(1) Ætius, lib. II, cap. **xxx**.
(2) Hist. naturelle, liv. XXXI, § 1 et suiv. Traduct. Littré.
(3) Delle antiche terme Taurine, existenti nel territorio di Civita-Vecchia, di Gaetano Torraca, dottore di medicina. Roma 1761, in-4.

Toutes les nations de l'antiquité ont donc fait usage des eaux minérales, mais leurs propriétés furent surtout appréciées des Romains, qui les employaient même pour remettre leurs soldats des fatigues d'une campagne.

Les Barbares vainqueurs de Rome détruisirent les thermes comme tant d'autres choses ; et l'Église, après les avoir vaincus eux-mêmes, se souvenant des dangers moraux des bains romains ne fit rien pour en relever les ruines. D'ailleurs les besoins de ces hommes nouveaux n'étaient pas ceux des vaincus ; venus des forêts de la Germanie, leur santé n'était pas ruinée par les raffinements d'un luxe exagéré.

Durant la période du moyen âge, à la suite de ces grandes tourmentes des peuples et des invasions des hordes barbares, il est difficile de suivre l'histoire de la balnéologie ; l'usage des bains avait disparu en France et s'était conservé comme beaucoup d'autres choses dans les monastères ; à cette époque en effet, les valétudinaires, au lieu de fréquenter les sources, allaient ensevelir leurs infirmités dans des maisons religieuses.

Cependant l'histoire rapporte que c'est l'existence des eaux thermales qui détermina Charlemagne à établir son séjour à Aix-la-Chapelle. On assure qu'il fit creuser lui-même de vastes bassins où plus de cent personnes pouvaient se baigner à la fois sans s'imposer aucune gêne et sans même se rencontrer. Cette natation publique était, paraît-il, un des spectacles de sa cour. Lui-même y prenait part avec ses officiers.

Dans le x⁰ siècle, où la médecine fut plus particulièrement cultivée par les Arabes, les sources minérales obtinrent quelque crédit.

Cette réaction du spiritualisme chétien contre le matérialisme païen se prolongea pendant presque toute la durée du moyen âge, les thermes furent abandonnés, puis remis en honneur à la suite des croisades, qui avaient importé chez nous quelques-unes des maladies de l'Orient. Malgré cela, l'étude de la balnéothérapie ne fit aucun progrès et il faut arriver jusqu'à l'époque de la Renaissance pour trouver quelques écrits, quelques préceptes sur ce sujet.

C'est dans un ouvrage très-curieux composé en Italie, vers 1343, par Thura de Castello, *Docteur en droit, militaire émérite, maître ès-arts et docteur en médecine, citoyen de Bologne*, que nous trouvons les premières indications d'un traitement thermal auprès d'une source d'eaux minérales. Cet ouvrage est une monographie des eaux de Porrecta, petite station près de Bologne ; il a été imprimé pour la première fois en 1490 à la suite de la chirurgie de Guy de Chauliac, mais il est connu surtout depuis la notice publiée en 1868 par M. le Dr Bonnejoy.

Les écrivains hydrologistes du xve siècle, Baverius Baveriis (1455), Gentilis de Fulgineo (1476), Jean Michel Savonarole (1485), ne contiennent qu'une fastidieuse nomenclature accompagnée de quelques lignes sur la situation des thermes, les maladies qu'on y traite, mais rien qui puisse nous servir ; cependant le livre de Savonarole est considérable et le titre assez curieux : *De balneis italiæ sicque totius orbis*. L'auteur avait une idée tellement haute des thermes de sa patrie, qu'il pensait qu'en les décrivant il avait parlé de ceux de l'univers entier.

Vers la même époque, en 1415, le Florentin Pogge, secrétaire apostolique et rédacteur des brefs du pape Jean XXIII, alla se reposer aux eaux de Bade, en Suisse, pour essayer d'oublier les discussions théologiques qui avaient accompagné la déposition de cet étrange pontife.

Dans une lettre à son ami Nicolo Nicoli, il nous fait assister à une scène de mœurs, fort piquante, du xve siècle. Le Bade dont il s'agit et qui est presque inconnu aujourd'hui, n'est pas celui où l'on allait naguère exposer sa bourse, bien qu'il soit comme lui placé à quelques kilomètres des rives du Rhin (1).

Il nous faut maintenant passer au xvi⁰ siècle pour rencontrer des documents sur le sujet que nous étudions. Au commencement, vers 1520, nous trouvons une estampe bien connue d'Albert Durer représentant un bain. Un ouvrage in-folio publié à Venise en 1553 (*De balneis, omnia quæ exstant apud Græcos, Latinos et Arabas*, etc.) contient une gravure sur bois qui représente la piscine de Plombières.

Alors. comme aujourd'hui, on se demandait d'où provenait la température des eaux minérales, et Rabelais « s'esbahit grandement d'ung tas de fols, philosophes et médecins qui perdent leur temps à disputer d'où vient la chaleur des dictes eaux, si c'est à cause du baurach, ou du soulphre, ou de l'alun, ou du salpestre qui est dedans la minière, car ils n'y font que ravasser et mieulx leur vaudrait se aller frotter le..... dos au panicaut, que

(1) Au temps où le Bade actuel n'était encore qu'un maigre village, celui de Pogge était la capitale assez opulente d'un petit comté allemand devenu suisse, et faisant partie maintenant du canton de Zurich.

Cette lettre nous apprend qu'au moyen âge les bains n'étaient quelquefois qu'un simple prétexte à distractions. Baden-Bade était hier encore le rendez-vous de chercheurs et de chercheuses d'aventures, une exposition périodique de personnages plus ou moins officiels, plus ou moins célèbres et surtout un vaste salon de jeux.

D'après Pogge, les baigneurs du Bade helvétique étaient, en général, des gens assez bien portants et venus seulement à la recherche de distractions plus ou moins galantes. Plus loin, il nous fait assister à de véritables scènes de l'âge d'or. Les visiteurs circulaient autour des galeries qui surmontent la pièce d'eau où se font les ébats féminins, et s'amusaient à voir entrer dans l'eau de vieilles décrépites en même temps que des jeunes filles et montrant à tout le monde leurs hanches, leurs reins et le reste. Le grave Pogge lui-même s'égayait à ce spectacle qui lui rappelait, dit-il, les jeux Floraux.

de perdre ainsi le temps à disputer, ce dont ils ne savent l'origine. »

En 1567, Nicolas de Nicolaï, chargé par Catherine de Médicis d'écrire pour son usage personnel une description topographique de plusieurs provinces de France, nous laisse un ouvrage sur les bains chauds du Bourbonnais. Son manuscrit (Bibliothèque Mazarine) est orné de gravures enluminées représentant les puits de Bourbon, de Néris et de Vichy.

André Baccius publia en 1596 un traité sur les eaux thermales de l'Europe et indiqua quelques procédés pour reconnaître leurs principes constituants ; il nous apprend que, jusqu'alors, les eaux minérales étaient le rendez-vous des joueurs et des baladins des provinces. L'administration des eaux était abandonnée à des charlatans.

Jean Banc, docteur en médecine de Moulins en Bourbonnais, dans son ouvrage intitulé : *La mémoire renouvelée des eaux naturelles et faveur des nymphes françaises et des malades qui ont recours à leurs emplois salutaires*, nous dit que : « Les Bains de Bourbon-Lancy sont les plus beaux qui nous restent entiers de la curiosité de l'antiquité romaine, ils doivent à la mémoire du feu roi Henri troisième, par l'emploi de M. Miron, son premier médecin, la célébrité en laquelle ils sont rentrés depuis. »

C'est d'un autre médecin de Henri III, Laurent Joubert, professeur royal à Montpellier, que date chez nous la confiance accordée aux sources minérales. Ce qu'on demandait surtout alors aux bains thermaux, c'était un remède contre la stérilité. L'histoire rapporte de célèbres déconvenues sur ce chapitre. Mais ces insuccès mêmes, joints à l'essor des doctrines chimiatriques de Van Helmont, poussèrent l'hydrologie dans les voies de la chimie.

Henri IV qui, dans sa jeunesse avait fréquenté les

eaux des Pyrénées, ayant reconnu les abus qui s'y étaient glissés, chercha à les réprimer dès qu'il fut monté sur le trône. Il nomma par ses édits et les lettres patentes du mois de mai 1603 des surintendants et intendants généraux qui étaient chargés « de la haute surveillance des eaux, bains et fontaines minérales du royaume. » C'est là l'origine de l'inspection médicale actuelle.

Ces édits furent confirmés par Louis XIV, Louis XV et Louis XVI.

Montaigne, avait visité dans ses voyages « quasi tous les bains fameux de la chrestienté » et en avait usé pour son propre compte. Il signale et raille la méthode des immersions prolongées, qui a pris consistance en Allemagne et dont Fabrice de Hilden fait mention au XVIIe siècle.

D'après le Dr Strater, l'habitude de boire les eaux minérales ne remonte qu'au XVIIe siècle, à l'époque où François Blondel, médecin surintendant des bains d'Aix-la-Chapelle, leur donna une habile direction et écrivit, entre autres ouvrages, une *Lettre sur les prémisses de la boisson publique des mêmes eaux et les cures qui se sont faites par son usage* (Bruxelles 1662). Les douches étaient déjà en usage à Aix depuis un temps immémorial ; quant aux bains de vapeur ils n'auraient été introduits dans cette ville qu'à la fin du XVIIe siècle, tandis que les boutiques des barbiers étuvistes florissaient en France sous les règnes de Louis XIII et de Louis XIV.

Mme de Sévigné alla demander aux eaux de Vichy la guérison d'un vieux rhumatisme, mais elle raconte que les médecins de Vichy lui étaient antipathiques sans s'expliquer davantage ; en revanche, à propos de la fameuse douche qui doit désenfler les mains, les genoux et le reste, elle nous apprend comment on les prenait au xvii° siècle et aussi de quelle manière on rendait les eaux (1).

Linaud, médecins aux eaux de Forges (1697) dit qu'il en était ainsi partout. Forges partageait avec Vichy et Bourbon-l'Archambault la faveur des malades du grand siècle, car il ne faut pas oublier qu'Anne d'Autriche n'était

(1) « C'est une assez bonne répétition du purgatoire. On est toute nue dans un petit lieu souterrain où l'on trouve un tuyau de cette eau chaude, qu'une femme vous fait aller où vous voulez. Cet état où l'on conserve à peine une feuille de figuier pour tout vètement est chose assez humiliante. »

Mme de Sévigné se soumet consciencieusement à toutes les menues pratiques thermales, depuis la douche jusqu'à la suerie. Devant la douche, toutes les grandeurs de la terre disparaissent pour un moment. Cependant, il y a encore moyen de la subir en grande dame.

« Derrière un rideau se met quelqu'un qui vous soutient le courage pendant une demi-heure. C'était pour moi un médecin de Gannat, que Mme de Noailles a mené à toutes ses eaux, qu'elle aime fort, qui est un fort honnète garçon, point charlatan ni préoccupé de rien (pas même de médecine?), qu'elle m'a envoyé par pure et bonne amitié. »

Voilà certes une mise en scène complète et qui a de plus le mérite de nous faire connaître un médecin tout à fait digne de ce nom, un homme de bonne compagnie, capable de marcher de pair avec des femmes de la plus haute distinction. On se complait à voir tout le bien qu'en dit la marquise.

« Je le retiens, m'en dùt-il coûter mon bonnet, car ceux d'ici me sont entièrement insupportables. Il a de l'esprit, de l'honnèteté, il connaît le monde; enfin j'en suis contente. »

Puis il faut aller *à la suerie* comme une simple mortelle. « Voilà encore où mon médecin est bon; car, au lieu de m'abandonner à deux heures d'un ennui qui ne peut se séparer de la sueur, je le fais lire et cela me divertit..... Il traite la médecine en galant homme; enfin il m'amuse. » Il est certainement flatteur d'amuser une aussi charmante femme, mais à quel prix?

Notons aussi la manière dont on rend les eaux :

« On va à six heures à fontaine ; tout le monde s'y trouve ; on boit les eaux, et l'on fait fort vilaine mine ; car imaginez-vous qu'elles sont bouillantes et d'un goùt de salpètre fort désagréable. On tourne, on va, on vient, on se promène, on entend la messe, on rend ses eaux, on parle confidemment de la manière dont on les rend ; il n'est question que de cela jusqu'à midi.... »

accouchée de Louis XIV qu'après une saison passée à Forges.Tout en approuvant l'emploi des eaux minérales, les médecins de la Cour,Gueneau et Vallot,n'avaient pas la moindre idée des précautions qu'il faut prendre quand on administre des eaux un peu actives. En 1635, pour réparer les forces du roi, il lui prescrit chaque jour, pendant plus d'un mois, huit verres des eaux ferrugineuses de Forges, et ne s'arrête qu'au moment où des accidents graves le forcent à traiter par plusieurs saignées et autres remèdes la maladie qu'il venait de lui donner par cette belle cure, et Guy-Patin, qui cependant ne valait pas beaucoup mieux que Vallot comme médecin, s'en moque tout à l'aise (1).

De toutes part cependant on étudiait les propriétés des eaux minérales. Fagon examina les eaux de Bonnes et de Barèges, se demandant si elles ne seraient pas utiles à la guérison de la fameuse fistule du grand roi.

Marguerite de Navarre, sœur de François Ier, fréquentait déjà les eaux de Barèges, Montaigne en faisait ses délices, mais leur vogue augmenta encore après le séjour que madame de Maintenon y fit avec le duc du Maine.— Chirac s'occupa des eaux de Balaruc à l'occasion d'une blessure du régent.

L'Académie des sciences, persuadée qu'on possédait des notions incomplètes sur les sources minérales, chargea Duclos et Bourdelin, en 1670 et 1671, d'analyser toutes les sources du royaume ; mais la chimie était encore au berceau. — En 1707,Geoffroy substitua à la distillation l'évaporation des eaux dans des capsules de de verre évasées.

Vers cette époque le gouvernement fit élever près des fontaines minérales des hôpitaux où les soldats et les

____

(1) Lettres 255 et 257.

pauvres furent soignés gratuitement. Sénac, premier médecin de Louis XV, fut chargé de la surintendance des sources du royaume. Raulin lui succède et publie en 1770 un Traité analytique des eaux minérales en général.

De 1746 à 1748, Lettres de Théophile Bordeu sur les eaux du Béarn: Leroy de Montpellier découvre le muriate de chaux en 1752. Homo le nitrate calcaire en 1756. Margraff, le muriate de magnésie en 1757; et Black fait connaître la véritable nature du sulfate de magnésie.

En 1755 Venel découvre l'acide carbonique dans les eaux minérales et présente à l'Académie un travail sur l'imitation des eaux de Seltz. En 1766 Bayen étudie les eaux de Bagnères-de-Bigorre et fait faire des progrès remarquables à l'analyse, en 1770, il indique le moyen d'isoler le soufre dans les eaux sulfureuses.

En 1772 Buchoz publie un Dictionnaire minéralogique et hydrologique, et Monnet une Nouvelle hydrologie dans laquelle il ne juge de l'efficacité des eaux que d'après les principes fournis par l'analyse. En 1779, ouvrage de Duchanoy sur la fabrication artificielle de la plupart des eaux minérales connues.

En 1780, la Société royale de médecine, sentant l'imperfection de tous ces travaux, chargea Carrère de composer un catalogue des ouvrages publiés sur les eaux minérales en général et sur celles de la France en particulier.

Mais à cette époque (1780), la chimie change entièrement de face en France. Cette révolution, opérée par Lavoisier, Berthollet, Guyton de Morveau jette un nouveau jour sur l'étude des eaux minérales. Fourcroy, dans ses leçons de chimie (1782) expose les préceptes les plus clairs et les plus précis sur l'art d'analyser les eaux. Les Annales de chimie publient les analyses faites par Vauque-

lin, Deyeux, Thénard ; enfin l'ouvrage de Bouillon La-
grange (1) résume tous ces travaux modernes.

Dans notre siècle nous avons à signaler les ouvrages
de Martinet, Faye, Bertrand, Boirot-Desservière, Alibert,
Patissier, etc., et plus récemment ceux de MM. Bazin,
Gubler, J. Lefort, Durand-Fardel, Le Bret, Rotureau, etc., enfin les Annales de la Société d'hydrologie.

« Il faut considérer la médecine thermale, dit M. Amb.
Tardieu (2), comme la grande école de la médecine naturelle, la plus vaste clinique de ces maladies chroniques qui
s'établissent en quelque sorte au sein de la constitution
et n'en peuvent être expulsées que par l'action mysté-
rieuse et puissante des eaux minérales. » C'est en effet
aujourd'hui la médication la plus considérable et la plus
active des maladies chroniques, en tous cas la plus usitée ;
elle n'est pas moins volontiers acceptée des malades
que prescrites par les médecins ; malheureusement
l'usage qu'ils en font est le plus souvent abandonné aux
hasards d'une notoriété plus ou moins bruyante ; les
eaux minérales ayant été jusqu'ici presque entièrement
passées sous silence dans l'enseignement de la médecine.

L'ancienne manière de prendre les eaux a prévalu jusqu'à ces derniers temps, notamment la période de vingt-et-
un jours, presque partout adoptée, sauf cependant aux
Pyrénées, où les Espagnols ont introduit les neuvaines
déjà signalées par Bordeu. Cette période des trois septénaires n'a pas été fixée d'une manière arbitraire ; c'est
un reste de la doctrine des jours critiques. Toute maladie, d'après les médecins du xviiiᵉ siècle, doit se juger en

---

(1) Essai sur les eaux minérales naturelles et artificielles. Paris 1810.
(1) Rapport officiel sur le service des eaux minérales de France, pour
l'année 1859.

trois septénaires. Cette doctrine est aujourd'hui oubliée, seule, la période des vingt et un jours subsiste. Nous ne croyons pas quelle offre des avantages, mais une expérience déjà vieille l'a consacrée, et en somme le médecin est bien libre de modifier cette pratique s'il la juge inutile ou dangereuse.

Mais laissons de côté ces considérations générales pour arriver au sujet qui va nous occuper spécialement, l'Etude des eaux minérales de la Bourboule.

Les expériences faites à l'Hôtel-Dieu par M. Gueneau de Mussy, et à l'hôpital Saint-Louis par M. Bazin en 1866 et 1867, ont été le point de départ de la réputation de cette station thermale. Jusqu'à cette époque l'eau de la Bourboule n'avait été prise qu'à la source et sa clientèle était toute de voisinage.

L'importance des résultats obtenus dans les hôpitaux avec de l'eau de la Bourboule transportée, sa puissante minéralisation, m'avaient depuis longtemps frappé; je me mis à rechercher les ouvrages publiés sur la Bourboule et àles étudier sérieusement. De plus en plus séduit par l'importance croissante de ces sources et l'espèce de vogue qui s'y attachait, je résolus d'aller y passer l'été de 1876 afin de les connaître mieux encore. Mais je suis resté tout étonné de ne rien trouver de semblable aux descriptions que j'avais lues; la disposition et l'aménagement des sources, leur place, leur nom même, tout était changé. Les constructions informes que je m'attendais à voir, étaient remplacées par deux établissements nouveaux, parfaitement installés; l'un d'eux était encore en construction, il est vrai, mais la saison de 1877 le trouvera achevé et prêt à recevoir les malades.

Ce sont ces nouveaux établissements et les nouvelles sources, que des captages mieux dirigés ont fait découvrir à la Bourboule, que je me suis proposé d'étudier, en y joignant les observations que j'ai pu recueillir soit pendant mon séjour en Auvergne, soit à la clinique de M. le Docteur Fauvel. Toutes ces observations ne sont pas personnelles, quelques-unes même ont été publiées déjà dans les Annales de la société d'hydrologie. D'autres m'ont été communiquées par MM. les Docteurs Peironnel et Vérité, médecins à la Bourboule : qu'ils me permettent de les remercier, non-seulement des documents qu'ils ont bien voulu me donner, mais aussi de l'accueil bienveillant et amical que j'ai reçu d'eux ; M. Peironnel surtout m'a fourni un grand nombre de renseignements sur les sources et l'aménagement des eaux.

On est toujours tenté de généraliser les vertus des sources que l'on étudie, et d'en faire une sorte de panacée universelle. Non-seulement les eaux minérales ne sont pas souveraines pour toutes les affections chroniques, pas plus la Bourboule que les autres, malgré sa minéralisation exceptionnelle, mais il n'est pas de médication qui se spécialise davantage.

Boudelier appelait les eaux minérales des potions médicinales qui sortent toutes préparées des entrailles de la terre. Eh bien le médicament représenté par cette formule, que nos instruments de laboratoire sont le plus souvent inhabiles à reproduire, doit s'adresser, en vertu de la composition dont la nature l'a doté, à tel ou tel type morbide, non pas d'une manière exclusive, mais générale ; de là cette spécialité d'action, tant recherchée et si difficile à trouver pour chaque source. Quoi qu'en dise M. Durand-Fardel, qui reproche aux travaux publiés sur les eaux minérales d'avoir cherché seulement à cataloguer le nombre des applications dont elles sont susceptibles, rien n'est plus difficile que cette spécialisation ; pourquoi spécialiser l'action d'un médicament à une seule affection? Le sulfate de quinine par exemple n'agit-il que dans la fièvre intermittente? Quel est d'ailleurs dans une eau minérale l'agent minéralisateur de premier ordre? A la Bourboule, est-ce le chlorure de sodium ou l'arsenic? Dans quelle classe d'eaux minérales doit-elle être rangée? Quelle est son action physiologique et thérapeutique? Ce sont autant de questions que nous aurons à examiner et à discuter avant de chercher à dégager leur spécialité d'action. Il faut enfin pour rendre complète l'étude d'une source thermale, faire un peu son histoire, parler de sa position, de son climat et même de la nature du terrain dont elle sort. Ce seront des chapitres accessoires, sans doute, mais qui n'en devront pas moins précéder la partie clinique de ce travail.

Je ferai tous mes efforts pour rester dans les limites d'une étude rigoureusement scientifique, certain qu'en apportant quelques observations consciencieusement recueillies ou choisies, je me rendrai plus utile qu'en étalant les merveilles du climat, des sites et des plaisirs..., bagage par trop littéraire et souvent spéculatif, qui ne saurait convenir à une monographie sérieuse.

Si je n'ai pas atteint le but que je me suis proposé, si ma tâche n'a pas été suffisamment remplie, j'aurai au moins placé un jalon sur une voie que d'autres, plus habiles ou plus heureux, pourront un jour parcourir en entier.

Je prie mes maîtres dans les hôpitaux, MM. les Drs Broca (Pitié 1868); Gosselin (Charité 1869); L. Labbé (Saint-Antoine 1871); Gombault et Lancereaux (Saint-Antoine 1871); Oulmont et Dujardin Beaumetz (Lariboisière 1872); S. Duplay (Saint-Antoine 1873); Millard (Lariboisière 1874); Hillairet (Saint-Louis 1875); Hervieux (Maternité 1876); Cadet de Gassicourt (Sainte-Eugenie 1876) et Gubler, mon président de thèse, de vouloir bien accepter l'hommage de ce modeste travail.

CHAPITRE PREMIER.

TOPOGRAPHIE. — CLIMAT.

Il n'existe probablement pas en Europe une contrée aussi riche en eaux minérales que le centre de la France. C'est à ce grand groupe thermal du plateau central qu'appartient la Bourboule, petit village du Puy-de-Dôme, situé au milieu de la chaîne du Mont-Dore, à 50 kilomètres de Clermont.

Quoique beaucoup moins vaste que celui du Cantal, le massif du Mont-Dore est cependant plus élevé, et c'est parmi ses pitons que se dresse le sommet le plus haut de la France centrale, le pic de Sancy (1884 mètres), superbe observatoire d'où l'on contemple à la fois la plus grande partie du plateau granitique des collines du Limousin aux montagnes des Cévennes. Au delà du profil bleuâtre du Mezenc et du Forez, on aperçoit quelquefois lorsque l'atmosphère est très-pure le contour des grandes Alpes.

Autour du Sancy, à la flore déjà tout alpine, s'élèvent d'autres sommets à peine inférieurs en altitude, le puy Ferrand, le puy de l'Aiguiller, le Cacadogue, qui tous faisaient partie jadis d'un grand cratère d'éruption.

Toutes les sources minérales du plateau central, au nombre de 230 environ, sont remarquables par leur unité de composition : le carbonate de soude, associé au chlorure de sodium, prédomine dans toutes les eaux chaudes de cette région, tandis que les eaux froides sont, presque sans exception, fortement chargées d'acide crabonique. Celles de la Bouboule, du Mont-Dore, de Saint-Nectaire, sont arsenicales.

La Bourboule dépendait autrefois de la commune de Murat-le-Quaire, mais depuis le 24 avril 1875, elle forme une commune particulière, placée au fond d'une vallée qui porte son nom et traversée dans toute sa longueur par la Dordogne, qui n'est encore qu'un ruisseau à 10 kilomètres, tout au plus, de sa source.

La disposition presque circulaire des montagnes ferme complètement la vallée au sud, à l'ouest et surtout au nord, le village se trouvant adossé à un immense rocher granitique, au-dessus duquel se dresse à 1038 mètres d'altitude le château ruiné de Murat-le-Quaire.

A l'est, la vallée s'ouvre largement au soleil levant et l'on aperçoit au loin la montagne de l'Angle qui domine les bains du Mont-Dore, situés à 7 kilomètres seulement de la Bourboule. Au sud, l'horizon s'élargit subitement, les côteaux qui ferment la vallée de ce côté sont moins escarpés, d'aspect moins sauvage, disposés en amphithéâtre et presque entièrements couverts de forêts de hêtres ou de sapin ; sur les pentes on aperçoit même des pâturages et quelques champs de blé : du côté de l'ouest, se trouvent encore de hautes montagnes au pied desquelles passe la Dordogne et la route de Saint-Sauves.

Parfaitement encaissée de tous côtés, la vallée se trouve donc à l'arbri des grands vents si fréquents dans la montagne, surtout les vents du nord et de l'ouest, les plus redoutés de cette région ; aussi la plus basse température que j'aie pu constater, pendant mon séjour à la Bourboule, était-elle de 13° à quatre heures du matin, et après une journée de pluie ; cependant dans les premiers jours de juin ou de septembre, qui sont les périodes extrêmes de la saison balnéaire, le thermomètre descend le matin à 12° et même 10°. Dans le jour, la chaleur est souvent accablante et, cet été, pendant les mois de juillet et d'août, je n'ai pas vu moins de 29° à 30° dans l'après-midi. Les soirées sont plus fraîches, beaucoup moins cependant qu'au Mont-Dore où les variation brusques de température sont si fréquentes, et rendent le séjour de cette station supportable seulement pendant les mois de juillet et d'août.

Cela tient, d'abord, à la disposition toute particulière des montagnes, que nous venons de signaler, et ensuite à la différence d'altitude, le Mont-Dore étant situé à 1046 mètres au-dessus du niveau de la mer et la Bourboule à 850 mètres seulement.

La saison thermale peut donc commencer un peu plus tôt qu'au Mont-Dore, et se terminer un peu plus tard; le 1er juin et le 15 septembre sont les dates généralement adoptées. En mai la température est ordinairement fort inégale. Au mois de septembre la chaleur est assez forte dans la journée, mais le soir la rosée est quelquefois tellement abondante qu'elle mouille comme une véritable pluie.

En automme, le nuage qui ne donne dans la Limagne que du brouillard, donne de la pluie sur les hauteurs voisines et de la neige sur les montagnes. Cette neige persiste presque toute l'année, étalant ses plaques blanches sur la crête des pics environnants.

L'air exempt d'émanations malfaisantes est très-pur. Il est des jours où sa trasparence est tout à fait digne d'être remarquée; on croirait apercevoir les objet éloignés à travers une bonne lunette, tant ils paraissent distincts et rapprochés. Cette grande transparence est, d'après Michel Bertrand, l'ancien inspecteur du Mont-Dore, auquel nous empruntons ces détails, l'indice certain d'une pluie prochaine, et paraît dépendre du déplacement de la vapeur d'eau qui passe des couches inférieures de l'air dans les supérieures où elle se condense.

Non-seulement les hautes montagnes attirent les nuages, mais il peut encore arriver qu'elles en déterminent la formation : si leur température, par exemple, est inférieure à celle de la couche d'air qui les environne, elles absorbent de la chaleur et l'humidité de l'atmosphère se trouve condensée autour de leur sommet qui paraît coiffé d'un chapeau de vapeur. J'ai plusieurs fois remarqué ce phénomène sur le pic de Sancy. Les causes qui retiennent les nuages sur les puys du Mont-Dore y rendent aussi les pluies et les orages plus fréquents qu'à la Bourboule.

Les montagnes des environs et celles de l'Auvergne, en général, possèdent une flore d'une richesse incomparable, on y trouve une multitude de lichens et de mousses, et pour ne citer que les plantes qu'on rencontre à chaque pas, la gentiane, l'arnica montana, le veratrum album, l'aconit, etc.

Les premiers efforts de la végétation ne se manifestent guère dans la vallée avant le milieu d'avril ; les arbres, les seigles, les prairies tout reverdit à la fois. Sur les hauteurs, la végétation retarde de près d'un mois.

Legrand d'Aussy nous apprend qu'il n'y avait jadis (en 1788) pour aller aux bains du Mont-Dore, et par conséquent à la Bourboule, qu'un seul chemin à travers les montagnes, mais ce chemin était si étroit et si scabreux que les malades ne pouvaient s'y rendre qu'en litière ; trois routes distinctes et bien entretenues conduisent aujourd'hui de Clermont à la Bourboule ; on peut faire le trajet en quelques heures, et les malades ne sont plus, comme autrefois, obligés d'aller chercher un asile à Murat-le-Quaire. Dans quelques années d'ailleurs, un chemin de fer allant de Clermont à Tulle passera à quelques kilomètres de la Bourboule.

Scoutteten fixe la hauteur de la Bourboule à 854 mètres et admet que la colonne baromètrique s'y élève en moyenne à 0,682 mm. ; il a calculé que la pression atmosphérique supportée par le corps n'y était que de 13,825 kilogrammes, tandis qu'elle serait de 15,345 kilogrammes au bord de la mer ; il y aurait donc une diminution de 1,520 kilogrammes. Ces chiffres sont peut-être un peu exagérés car M. Choussy observant la hauteur barométrique pendant trois étés consécutifs, a trouvé comme moyenne de pression 0,692 millimètres.

Nous ne voulons pas terminer ce chapitre de topographie et de climatologie, sans parler de l'influence de l'altitude des stations thermales dans le traitement des affections chroniques de la poitrine.

Nous avons trouvé l'opinion suivante consignée dans un des ouvrages que nous avons consulté sur les eaux minérales de l'Auvergne.

« Les malades, durant leur séjour dans ces hautes régions, sont soumis à une véritable diète respiratoire. La quantité d'oxygène aspirée par eux est considérablement moindre que celle qu'ils absorbaient dans la plaine. L'oxidation est moins active, et le poumon est par ce fait même soumis à un repos salutaire (1). »

Voila certainement une opinion singulière, car ce qui caractérise surtout l'action physiologique d'une altitude considérable, c'est l'excitation qu'elle apporte dans les fonctions de la digestion et de la circulation, ainsi que dans le système nerveux ; d'où résulte un redoublement d'activité dans les phénomènes qui en dépendent, sécrétions, fonctions de la peau, etc.

(1) Allart et Boucomont. Les eaux thermo-minérales d'Auvergne. (Paris 1863).

Certainement, la plupart des malades auxquels conviennent les eaux minérales, par suite de conditions hygiéniques mauvaises, affaiblis par une longue maladie, présentent un état général de langueur et d'atonie des fonctions digestives, cutanées, circulatoires, etc., et, en thèse générale, on peut dire que l'altitude de certaines stations est une circonstance qui vient concourir dans un un sens favorable à l'action du traitement thermal. Ainsi les dyspeptiques, les scrofuleux, les anémiques, qui affluent en si grand nombre en Auvergne et à la Bourboule, trouveront à coup sur, s'ils viennent de régions rapprochées du niveau de la mer, une condition salutaire et presque thérapeutique dans le séjour seul d'une localité très-élevée.

Mais dans un grand nombre de circonstances on doit redouter l'action excitante de l'air des montagnes. Salutaire aux individus lymphatiques, affaiblis, cachectiques, cette action sera nuisible à ceux qui sont disposés aux inflammations ou aux congestions actives, ou à l'exaltation du système nerveux. Voilà donc une série de contre-indications sur lesquelles nous ne saurions trop appeler l'attention. Ceci s'applique surtout à la phthisie pulmonaire, dont le traitement est devenu chose banale au Mont-Dore, si ce n'est encore à la Bourboule.

Les phthisiques, je parle des phthisiques tuberculeux, sont disposés aux congestions pulmonaires, par suite à l'hémorrhagie, ou bien au retour d'accidents aigus et fébriles, et malgré les résultats publiés par MM. Richelot et Mascarel au Mont-Dore, Château à la Bourboule, je ne crains pas d'avancer que le séjour des stations élevées est nuisible dans le traitement de la phthisie tuberculeuse; il se produit une congestion par diminution de la pression atmosphérique. Dans la phthisie caséeuse, au contraire, il y a ischémie autour des lobules pulmonaires; si on

diminue la pression il se produit une hyperémie qui peut
entraver ou arrêter la maladie. Les phthisiques à manifestations herpétiques pourront, eux aussi, se trouver
bien d'un traitement à la Bourboule, mais ceux-là seulement ; quant aux autres, le séjour des montagnes doit
leur être interdit. Cette proscription doit s'étendre également aux malades atteints de bronchite aiguë ou chronique, aux asthmatiques (excitation respiratoire par hyperémie du bulbe), aux épileptiques, aux hystériques qui
ont presque toujours des attaques, s'ils vont de l a plaine
sur les hauteurs, aux cardiaques, etc.

Comme nous le verrons plus tard, la quantité considérable d'arsenic contenu dans les eaux de la Bourboule
rend non-seulement possible, mais souvent fort utile,
l'emploi de ses eaux dans certaines formes d'asthme et
de phthisie ; ces cas seront malheureusement trop res-
treints et n'en laisseront pas moins subsister presque
tout entière l'objection que nous venons d'indiquer.

CHAPITRE II.

Tout ce que l'action successive des eaux et des éruption volcaniques peut produire de pittoresque, se trouve
plus ou moins réuni dans la vallée de la Bourboule. Dé-
chirures et éboulements, basaltes et porphyres prismati-
ques, coulées de lave sous des amas informes que d'autres
coulées recouvrent ; cîmes de montagnes là où furent des
dépressions ; effondrements à la place des hauteurs primitives ; partout un terrain nouveau, violemment sorti
des entrailles de la terre et surperposé à l'ancien terrain,
qui ne se montre plus que dans quelques coupures très-
profondes ; eaux froides et thermales en abondance, etc.,
tout au Mont-Dore et à la Bourboule dépose des modifications que le sol a subies, et des longues convulsions
qu'il a éprouvées.

Mais l'époque de ces convulsions n'est pas même conservée par la tradition, si tant est qu'elle ait jamais été de
son domaine. Une belle et vigoureuse végétation recouvre
presque partout ces matières confuses et amoncelées,
autrefois dans un épouvantable conflit, aujourd'hui si
tranquilles.

Les rapports de voisinage des eaux minérales et des
volcans actifs sont, à peu d'exception près, permanents ;
pour être un peu plus rares, ces rapports de voisinage
s'observent également entre les eaux minérales et les
volcans éteints, et un des groupes volcaniques les plus
remarquables sous ce rapport est certainement celui de
la basse Auvergne.

Les eaux minérales gisent principalement vers les bases des groupes et au voisinage des roches volcaniques les plus modernes (Elie de Beaumont, Bishof, de la Bêche, de Buch). On les observe notamment suivant les grandes lignes de fracture, dans l'alignement des fumerolles, des solfatares et des lagoni (Ch. Sainte-Claire Deville).

Il en est de même des dégagements d'acide carbonique. M. J. François partage l'opinion de M. Elie de Beaumont, il pense même que les eaux thermales constituent une variété de déjections volcaniques, avec caractère de persistance ultérieure très-déterminée.

Les sources minérales dont nous avons entrepris l'étude jaillissent sur les deux rives, mais surtout sur la rive droite de la Dordogne, à une très-petite distance les unes des autres et dans la même vallée de fracture qui, quelques kilomètres plus haut, a également donné naissance aux sources thermales du Mont-Dore.

« Contre l'immense rocher de granit qui surplombe le village de la Bourboule, dans le fond de la vallée et au village même viennent s'adosser des tufs ponceux d'une finesse extrême, d'un blanc jaunâtre, et contenant des empreintes de plantes qui n'existent plus dans la contrée.

« C'est précisément de ces tufs trachytiques et même un peu plus haut, des fissures du granit que sortent les sources. Leurs filets sont nombreux, mais tous ne sont pas recueillis ; beaucoup s'infiltrent dans le tuf ponceux, où sortant entre le granit et le tuf blanc se perdent dans le sol même de la vallée.

« Celle-ci est assez large ; elle est traversée par la Dordogne, qui coule à 100 mètres du rocher et a recouvert la plaine de cailloux roulés. On reconnait facilement à la Bourboule le fond d'un ancien lac qui devait recevoir les eaux termales et dont les bords devaient être attiédis par l'arrivée de ces eaux. » (H. Lecoq. Les eaux minérales du massif central de la France considérées dans leur rapports avec la chimie et la géologie, Paris 1865.)

M. Lecoq conclut à l'existence de ce lac à cause des empreintes végétales et de la présence du tuf ponceux dont le dépôt se serait formé lentement dans un bassin d'eau dormante. Ainsi les griffons des sources sont à la base du rocher de la Bourboule, et d'après M. Lefort, les eaux, à une certaine profondeur du sol, sortiraient par un mouvement ascensionnel de l'un des points d'intersection du granit et des trachytes, ou des conglomérats trachytiques qui existent dans cette partie de l'Auvergne.

Le point d'émergence des sources chaudes actuelles se trouve entre le granit et le tuf ponceux ; les anciennes sources des Fièvres et de la Rotonde sortaient, paraît-il, du granit même.

Pour augmenter le débit des anciennes sources et remonter le plus possible vers leur griffon principal, on a exécuté des travaux récents, et M. Lefort a remarqué, intercalés dans le granit, des dépôts de tufs ponceux qui étaient tantôt d'un blanc grisâtre, tantôt tout à fait noirs, et enfin des bancs de sable, toutes matières qui témoignent des soulèvement subis à différentes époques.

« Sur d'autres parties du tuf ponceux qui avait reçu plus directement le contact de l'air, nous avons découvert encore une substance jaunâtre, cristallisant en champignons, très-friable, partiellement soluble dans l'eau et ayant tous les caractères d'un sel de fer. En effet, l'analyse nous a montré que cette matière était constituée par un mélange, sinon une combinaison de sulfate de protoxyde et de sulfate de sesquioxyde de fer, qui a pour origine le sulfure de fer qui colore en noir le tuf ponceux. »

« Ce tuf coloré en noir, lorsqu'il n'a pas reçu le contact direct de l'eau et de l'air, se présente sous la forme de masses tendres au toucher, humides, répandant une odeur légère d'hydrogène sulfuré; mais quelque temps après avoir été exposé à l'air, il blanchit, tandis que l'eau ambiante, en s'y fixant, dissout le sulfate de fer formé. Ce sel, que nous avons trouvé quelquefois avec une riche teinte bleue, vient, par suite de l'abandon de son eau, s'attacher aux parois extérieures, soit des couches du tuf ordinaire, soit du granit, soit même des bancs de sable, et y cristalliser. C'est là un exemple remarquable de la transformation au contact de l'air du sulfure de fer naturel en sulfate ferroso-ferrique (1). »

A cette dernière variété de sulfate ferroso-ferrique, à teinte bleue très-prononcée, M. Lefort a donné le nom de *bourboulite*, rappelant ainsi la localité où il a été observé pour la première fois.

La composition du terrain ne fournit que des données assez vagues sur les propriétés chimiques des eaux de la Bourboule. Elles se formeraient, toujours, d'après M. Lefort, comme celles de presque toute l'Auvergne, audessous des terrains cristallisés, des trachytes et des terrains tertiaires, mais elles se modifieraient dans leur température comme dans leur constitution, suivant le trajet qu'elles parcourent et les facilités ou les difficultés qu'elles éprouvent pour s'épancher au dehors.

D'un autre côté, presque toutes les eaux minérales de l'Auvergne sont remarquables par la notable proportion de chlorures alcalins qu'elles renferment, et M. Lefort

---

(1) Lefort. Etude physique et chimique sur les eaux de la Bonrboule, t. IX, des Annales de la Société d'hydrologie).

revient à se demander : « Si ces chlorures ont la même origine que celle des autres principes minéralisateurs, ou bien si les eaux empruntent ces chlorures à des couches immenses de sel abandonné par le retrait des mers. »

Et ne trouvant pas en Auvergne de terrain de trias, qui comporte souvent les masses stratifiées du sel gemme et les marnes irisées, il suppose des gîtes indépendants de sel gemme, déposés, soit entre deux périodes d'éruption, soit postérieurement à ces éruptions, où à la suite des soulèvements dont cette partie de la France offre de si nombreux exemples.

Le filons de trachyte sont extrêmement nombreux dans cette région ; au-dessous de la Bourboule par exemple, un filon coupe le tuf ponceux, qui repose en cet endroit sur le granit. Au contact du trachyte, le tuf a pris une structure prismatique, a fondu et s'est transformé en une roche trachytoïde, compacte, qui borde le filon des deux côtés d'une couche épaisse seulement de quelques décimètres.

En quittant la Bourboule, la Dordogne s'est creusé un profond sillon dans le granit. C'est d'après M. Lecoq (*L'eau sur le plateau central de la France*) le dégorgeoir de l'ancien lac de la Bourboule, dans lequel des trass volcaniques plus ou moins schisteux se sont déposés.

Des gisements de houille assez considérables se trouvent aussi dans la contrée, des deux côtés de la Dordogne, mais sont restés presque inexploités faute de communications (Ely

CHAPITRE III.

APERÇU HISTORIQUE SUR LA BOURBOULE, SES SOURCES ET SES BAINS.

Les fouilles entreprises dans le département du Puy-de-Dôme depuis le commencement du siècle, pour mettre à découvert les griffons des sources minérales, ont fait trouver des ornements, des médailles, et même des substructions qui témoignent du passage et même du séjour prolongé des barbares dans cette partie de l'Auvergne.

Au Mont-Dore, en creusant les fondations de l'établissement actuel, on a trouvé, à quatre mètres de profondeur, les ruines ignorées d'un ancien et vaste édifice thermal. A quelle époque remonte une construction aussi importante par sa masse et sa distribution? Quand et par quelles causes a-t-elle été détruite? Et comment se fait-il que l'existence en fut tout au plus soupçonnée? Voilà des questions auxquelles on ne peut répondre que par des conjectures.

La hardiesse, l'étendue et la destination du travail, l'aspect et la forme des parties de l'édifice encore intactes, les sujets des bas-reliefs, les monnaies trouvées dans les fouilles, prouvent bien le séjour des Romains au Mont-Dore, mais l'époque exacte de la construction est plus difficile à démontrer. Michel Bertrand la fait remonter au temps d'Auguste, qui, à la suite de la conquête, s'efforça de faire pénétrer les arts et les sciences dans les Gaules.

Les ornements des colonnes sont un peu en contradiction avec cette opinion; ils ne furent introduits dans l'architecture qu'au temps où elle commençait à dégénérer et elle était florissante sous Auguste. M. Bertrand ajoute, qu'à une si grande distance de Rome un monument pouvait bien être confié à un homme d'un goût peu sûr ou peu sévère et même subir l'influence de l'imperfection de l'art chez les peuples conquis.

Enfin, Michel Bertrand a retrouvé les vestiges d'une route dont la découverte des bains romains suffisait pour faire soupçonner l'existence.

Cette route traversait l'ancien Mont-Dore, cotoyait, à l'est, le puy de l'Angle, dans le flanc duquel elle est bien conservée sur une longueur de près d'une lieue, s'abaissait ensuite par une pente très-douce pour aller passer sur la droite du lac Chambon et aboutir à la route romaine de Pérignat, à Augusto-Nemetum (Clermont). A l'ouest du Mont-Dore on retrouve cette route dans une gorge près de la Bourboule; il est donc probable que cette station thermale si voisine de celle du Mont-Dore fut, elle aussi, connue des Romains.

De plus, on a découvert à la Bourboule, à l'époque de la construction de l'ancien établissement (en 1820), une antique fosse datant de l'ère romaine; et d'ailleurs les vainqueurs des Gaules recherchaient avec trop de persévérance les sources thermales, pour être passés à côté de celles de la Bourboule sans remarquer leur haute température et sans les utiliser.

Il faut encore avoir recours à des conjectures pour pouvoir déterminer, même approximativement, l'époque de la destruction des piscines du Mont-Dore et de la Bourboule.

On n'a trouvé dans ces piscines aucune pièce de monnaie française; faut-il en conclure que les bains étaient détruits, ou tout au moins tombés en désuétude?

Il n'y a pas eu de grands déchirements de terrain ni d'éboulements, puisqu'on n'a trouvé aucune roche volumineuse mêlée aux débris d'édifices. C'est donc au temps ou plus probablement encore à la main des hommes qu'il faut attribuer leur ruine.

Pendant la période tourmentée qui précéda la chute de l'empire d'Occident, l'Auvergne devint le but des incursions des barbares; de 430 à 475 les Vandales et les Goths la couvrirent de décombres, tous les édifices un peu remarquables furent renversés de fond en comble. Au commencement du vi^e siècle, Clovis s'empara de cette province et du Berry; bientôt après, ses fils se la disputèrent les armes à la main, vainqueurs et vaincus tour à tour, et bien moins occupés de la possession de l'Auvergne que de savoir lequel d'entre eux surpasserait en fureurs les fureurs des autres barbares qui les y avaient précédés.

Enfin, au viiie siècle, une révolte du duc d'Aquitaine contre Pépin apporta de nouveau dans ce malheureux pays la ruine et la désolation.

Etant assez rapprochés de la capitale de la province et une grande route favorisant les mouvements de troupes, les monuments romains du Mont-Dore et la petite piscine de la Bourboule ont été probablement renversés et détruits pendant toute cette succession de désastres.

On est surpris de ne rien trouver dans les vieilles chroniques, dans les vieux manuscrits, dans les anciens auteurs, qui ait trait aux bains romains découverts au Mont-Dore en 1817 et à la Bourboule en 1820. Cependant Jean Banc, dans l'ouvrage qu'il publia en 1605, dit en parlant de l'Auvergne que peu de provinces au monde peuvent rivaliser avec elle au point de vue des eaux minérales; il ne cite pas la Bourboule, mais il s'étonne que les Romains « aient eu la patience de se porter en un si déplaisant et fâcheux pays que le Mont-Dore, dont on n'est sûr de sortir que pendant cinq ou six mois de l'année. » Il décrit ensuite le Panthéon et les débris des bains et prétend que les eaux contiennent du soufre, parce qu'elles noircissent les pièces d'argent, mais il n'a pas l'air de croire beaucoup à leur efficacité.

Pendant toute la période du moyen-âge, les documents sur la Bourboule et les autres stations thermales font absolument défaut. Il faut arriver jusqu'au xve siècle pour retrouver des traces écrites de l'existence d'un établissement quelconque; un vieux titre de 1460 nous apprend qu'à cette époque les propriétés thérapeutiques de ces eaux étaient déjà connues; un hospice était établi auprès des thermes et payait des droits au seigneur de Murat-le-Quaire.

Les écrivains hydrologistes de la renaissance ne font aucune mention de la Bourboule; on retrouve pourtant de loin en loin des actes, des relations qui témoignent de la fréquentation de cette station par un certain nombre de malades, mais aucune de ces chroniques n'indique quels moyens balnéaires on avait alors à sa disposition.

C'est seulement au xvii° siècle que des ouvrages spéciaux font connaître les eaux minérales de la Bourboule. Le premier de tous, Duclos, conseiller et médecin ordinaire du Roy (1), signale deux sources qu'il considère comme semblables, quoique minéralisées à des degrés différents; l'une est le *Bain*; l'autre la *Fontaine*, située au-dessous de la première.

(1) Observations sur les eaux minérales de plusieurs provinces de France, faites en l'Académie royale des sciences en 1670 et 1671.

Chomel (1) décrit également deux sources à la Bourboule ; l'une était utilisée en bains ; l'autre servait plus particulièrement à la boisson. Il ajoute qu'il est dommage que ces sources soient négligées ; ayant vu des paralytiques qui n'avaient reçu que peu de soulagement aux bains du Mont-Dore guérir parfaitement à ceux de la Bourboule.

Des renseignements, encore bien incomplets, il est vrai, nous sont fournis par Lemonnier (2) sur l'aménagement des deux sources connues jusqu'alors. Il décrit d'abord *la Fontaine*, située à l'extrémité du hameau de la Bourboule, au-dessous du château de Murat-le-Quaire. Elle était recouverte d'une voûte de neuf à dix pieds de haut, et renfermée dans un bassin de huit pieds de long sur cinq de large environ.

M. Lefort pense que telle était sans doute l'ancienne source du Bagnassou : L'autre source, tournée du côté du midi et appuyée au nord contre une colline formée par un banc d'une pierre blanche et friable, devait être la source connue il y a dix ans sous le nom de source du Grand-Bain, ou bien la source Choussy actuelle.

Lemonnier considère ces eaux comme minéralisées par une grande quantité de sel marin, et cependant il constate des propriétés purgatives qu'il attribue à la présence du sel de Glauber.

Legrand d'Aussy (3) raconte, « qu'à une lieue du Mont-Dore, sur les bords de la Dordogne, est un hameau nommé la Bourboule, qui a de même plusieurs sources

(1) Traité des eaux minérales, bains et douches de Vichy, par Jacques François Chomel. Paris 1738, in-12.

(2) Observations d'histoire naturelle faites dans les provinces méridionales du royaume, etc .., par M. Lemonnier. Paris 1744.

(3) Voyage fait en 1787 et 1788 dans la ci-devant Haute et Basse Auvergne. Paris, an III de la République.

d'eaux thermales, non-seulement très-abondantes mais plus chaudes encore de 4° que les bains de César (Mont-Dore). On y a aussi construit un bâtiment et pratiqué des baignoires, et l'on assure même qu'il se guérit là des maladies pour lesquelles les bains du Mont-Dore seraient inefficaces. Malgré tous ces miracles, le lieu néanmoins est inconnu tandis que l'autre a de la célébrité. Il y a un très-gros livre à faire sur les hasards des grandes réputations ; quand quelque auteur entreprendra l'ouvrage, parmi les cent mille et un faits qu'il pourra citer, il n'oubliera pas sans doute, celui de la Bourboule. » Près d'un siècle nous sépare du moment où ces lignes ont été écrites, et cependant il n'y a pas plus de dix ans qu'elles ont cessé d'être complètement vraies.

Au point de vue de l'antiquité, la Bourboule n'a donc rien à envier aux autres stations thermales, malheureusement « le manque de recherches des eaux, l'insouciance ou l'inhabilité qui présidaient à l'aménagement des sources apparentes, l'absence complète de chemins praticables, l'ignorance et la pauvreté des habitants du village, la négligence de l'administration qui, depuis le commencement de ce siècle, a appliqué toutes ses vues et toutes ses forces à la création du Mont-Dore comme établissement départemental, expliquent suffisamment comment les eaux de la Bourboule, eaux thermales de premier ordre, tant par leur température que par leur minéralisation, ont eu à lutter contre l'abandon et l'oubli au moyen d'une clientèle toute de voisinage, pauvre, ignorante et incapable de donner aucune publicité aux services rendus. »(Lefort.)

Michel Bertrand (1), après avoir admis que les eaux

---

(1) Recherches sur les propriétés physiques, chimiques et médicales des eaux du Mont-Dore. Clermont-Ferrant 1823.

de la Bourboule avaient une réputation qui ne devait pas être moins ancienne que celle des eaux du Mont-Dore, nous donne sur l'installation des sources une description peu différente de celle de Lemonnier : ainsi la source qui alimentait le bain commun ou piscine de la Bourboule était encore en 1821 reçue dans un petit bâtiment voûté et de forme carrée dont le fond se trouvait tapissé de conferves et d'oscillatoires et l'eau y marquait 46°; mais vers l'année 1820 ou 1821, la source de la Fontaine aurait été renfermée dans une tourelle spéciale.

Le propriétaire des sources, M. Guillaume Lacoste, fit, à cette époque, construire un nouvel établissement pour bains et pour douches qui a fonctionné sans interruption jusqu'en 1871. Cet établissement contenait trois baignoires contigues alimentées par une source marquant à son griffon 52°, et débitant à peu près 20 décimètres cubes d'eau par minute.

M. Lecoq publia en 1828 le premier travail chimique complet sur les eaux de la Bourboule, il décrit six sources principales, désignées sous les noms de sources du *Grand-Bain*, du *Petit-Bain* ou du *Bagnassou*, des *Fièvres*, de la *Rotonde* au nombre de deux et enfin du *Jardin*.

Mais nous ne ferons l'histoire chimique rétrospective de ces eaux qu'à propos de leur analyse.

En 1862, M. Lefort écrivait dans le mémoire qu'il lut à la Société d'hydrologie que les travaux sérieux de captage et d'aménagement des sources de la Bourboule ne dataient que de cinq ou six ans au plus. C'est à ce mémoire et à la brochure de M. Peironnel (1) que nous empruntons l'histoire de ces vingt dernières années.

En 1857, les propriétaires de la source principale, dite

____

(1) La bourboule, sa station thermale, ses eaux minérales et son établissement. Clermont-Ferrand 1865.

source du Grand-Bain, entreprirent de la dégager et de l'enrichir en la suivant, par un canal à ciel ouvert, à travers le tuf ponceux dans la direction de la course qu'elle paraissait affecter. Cette entreprise eut de bons résultats, en ce qu'elle permit de découvrir successivement de nouveaux et nombreux petits griffons qui, au fur et à mesure qu'on les dégageait, aidaient la vieille source à s'éteindre. Enfin, si le point principal d'émergence était déplacé, le volume des eaux était un peu augmenté : on enveloppa les nouveaux griffons dans un petit réservoir couvert en maçonnerie, dont le plancher était fourni par le tuf lui-même ; c'est à cette réunion de griffons qu'on a donné pendant quelque temps le nom de *Source nouvelle* ; mais comme celle-ci n'est que la source du Grand-Bain dont le point d'émergence a été déplacé, on lui a conservé depuis le nom qu'elle portait autrefois.

Ces travaux d'aménagement eurent pour premier et principal avantage d'avoir à la Bourboule un certain volume d'eau minérale en réserve ; l'ancien mode n'ayant jamais fourni que des eaux qui coulaient directement des sources dans les baignoires, tandis que l'excédant allait se perdre dans la Dordogne.

On mit le réservoir en communication avec l'établissement des Bains, et c'est là qu'on trouvait les eaux chaudes que l'on emploie en bains et en douches.

Plus tard, en 1859, les propriétaires de l'établissement entreprirent une contre-opération qui avait pour but, tout en augmentant le volume de l'eau minérale thermale, d'abaisser notablement sa température sans nuire à sa minéralisation.

L'eau froide manquait alors d'une manière absolue pour la préparation des bains ; il était d'usage de réunir chaque soir, pour le lendemain, cinq ou six hectolitres d'eau de la source du Grand-Bain dans une cuve de bois placée en dehors, et à l'entrée de l'établissement, où elle se refroidissait pourvu qu'on lui en donnât le temps.

On songea alors à remplacer ce mode de réfrigération de l'eau thermale en utilisant l'eau de la source des Fièvres et celle de la Rotonde, ayant l'une et l'autre des températures se rapprochant beaucoup plus des sources tempérées que des sources thermales.

Il s'agissait de faire venir jusqu'à l'établissement, à travers un parcours de 150 à 200 mètres, ces deux sources réunies depuis longtemps dans un petit bâtiment en chaume qu'on voit encore sur la montagne lorsqu'on arrive au village par la route du Mont-Dore. Ces deux sources n'avaient servi jusque-là qu'à l'usage de la boisson.

Arrivées à l'établissement l'eau de la source de la Rotonde et celle des Fièvres se déversaient dans un réservoir où on les trouvait pendant la saison comme ressource unique pour la réfrigération des bains; leur température moyenne, dans ce réservoir, était, d'après M. Peironnel, de 16° à 17°.

Nous avons dit précédemment que vers l'année 1821 le propriétaire des sources avait fait construire un établissement pour douches et bains (Lefort).

« En 1859 et 1860, les nouveaux propriétaires, frappés de l'insuffisance incontestable de l'établissement pour les besoins de la clientèle, se décidèrent à créer une petite annexe, qu'ils adossèrent, au nord, à la construction primitive. Pour cela, on enleva derrière l'établissement la couche épaisse de tuf qui était interposée entre le bâtiment et le rocher de granit au pied duquel est le village. On fit de l'espace et on construisit quelques cabinets. » (Peironnel.)

On comptait donc comme locaux balnéaires à la Bourboule, l'établissement et l'annexe. Comme ils n'existent

plus ni l'un ni l'autre, nous renvoyons ceux que leur description pourrait intéresser à la brochure de M. Peironnel; ils n'avaient, paraît-il, rien de bien séduisant; les
cabinets excessivement exigus et par cela même fort
incommodes ne permettaient pas aux malades de ga-
rantir leurs vêtements des atteintes des douches; la lumière y était insuffisante pour cinq cabinets au moins,
et la vapeur d'eau les envahissait tous indistinctement
quand bien même on n'eût donné qu'une seule douche.
Les choses étaient en cet état à l'époque de la publica-
tion des travaux de MM. Lefort et Peironnel (1862-1865).

Il y avait alors à la Bourboule sept sources minérales
connues. Elles étaient désignées sous les noms de :
*Source du Grand-Bain, Source nouvelle, Source des Fièvres,
Sources de la Rotonde, Source du Communal*; ces sources
n'existent plus et nous renvoyons également pour leur
description aux ouvrages de MM. Lefort et Peironnel et
à celui de M. Rotureau (1).

Outre ces sources proprement dites, constituées par
un ou plusieurs griffons émergeant les uns à côté des
autres, on observait encore çà et là des filets d'eau minérale qui se perdaient et qui tous donnaient de l'eau de
la même nature que celle des sources principales. Quelques travaux étaient nécessaires pour les recueillir, les
capter et enfin les réunir aux autres griffons.

La Bourboule touchait à une période critique, l'insuffisance des logements et des moyens balnéaires était
devenue notoire, le nombre des malades augmentant
chaque année; mais malgré les réclamations incessantes
du médecin inspecteur l'état de choses que nous venons
de décrire menaçait de se prolonger, lorsque des éboulements et des conflits de nature diverses amenèrent la

<hr>

(1) Des principales eaux de l'Europe. Paris 1859-1864, 3 vol. in-8.

découverte de nouvelles sources et la création d'un second établissement. Les études entreprises en 1866 et 1867 par MM. Bazin et Gueneau de Mussy avec des eaux minérales transportées vinrent encore augmenter la réputation de la Bourboule.

« (1) Pendant l'hiver de 1864-65, l'éboulement d'une masse considérable du tuf écrasa non-seulement les réservoirs, mais encore l'annexe toute entière. Cet accident compromettait inévitablement l'avenir de la saison suivante, s'il n'était promptement réparé ; heureusement l'infatigable activité du propriétaire y pourvut sans délais ; non-seulement il rétablit les choses dans leur état primitif, mais encore il construisit six nouveaux cabinets et prolongea d'autant l'annexe qu'il fit garnir de chassis vitrés du côté du rocher. Cette augmentation de six baignoires, réclamée déjà depuis longtemps par le nombre chaque année plus grand des malades, fut une véritable amélioration ; malheureusement ces baignoires, en forme de cercueil, se trouvaient trop étroites, et lorsque des douches y étaient données, l'eau s'en répandait, en grande partie, dans le cabinet qu'elle inondait et de là gagnait la galerie qu'elle transformait en un petit lac. Ces six cabinets prenaient leur jour par une petite fenêtre cintrée placée en face de la porte et donnant sur une ruelle étroite assez obscure.

« En 1869, déplaçant le réservoir d'eau tempérée jugé insuffisant, il fit construire sur son emplacement un cabinet, dit de luxe, adossé à la paroi orientale de l'établissement, garni d'une baignoire en fonte émaillée et précédée d'une pièce formant salon.

« En 1870, poursuivant ses projets d'amélioration, il

(1) Pradier. Lettres médicales sur la Bourboule. Clermont-Ferrant 1872.

créa une salle d'inhalation et de pulvérisation sur les indications du Dr Chateau, et une salle de bains de pieds à eau courante.

« Les bénéfices, vraiment inespérés, qu'il a retirés de ce premier essai ont amplement compensé les dépenses qu'il a pu faire, car l'appareil à pulvérisation installé, qui avait coûté 1,300 francs en avait rapporté 1,220 au 23 août de la même année, et les quatre cuvettes de bains de pieds qui dans les mêmes conditions d'achat et de mise en place avaient coûté 250 francs, avaient rapporté à la même époque 370 francs. Cette amélioration, bien justifiée d'ailleurs, était donc, en même temps, une bonne opération commerciale.

« Aucun décret n'ayant, jusqu'à ce jour, déclaré l'utilité publique des eaux de la Bourboule, leurs propriétaires devaient nécessairement pouvoir se croire maîtres chez eux et en permettre ou en défendre l'usage à leur gré. Cette prétention, un instant exprimée, paraît-il, résume en quelque sorte toutes les causes des luttes et des conflits qui ont existé et qui existent encore à cette station.

« A l'époque des beaux jours du monopole, il n'existait à la Bourboule qu'un seul établissement où l'on put se baigner et plusieurs hôtels étrangers à l'*administration* qui le dirigeait. De son côté, l'un des co-propriétaires de l'Etablissement avait fait construire un vaste hôtel avec l'intention, hautement avouée, dit-on, de ne laisser baigner que les clients qui y prendraient logement, ou au moins de leur accorder une préférence marquée dans le choix des heures de bains. Ce privilége devait nécessairement faire un tort immense aux autres hôtels. La famille Mabru, qu'on voulait surtout faire passer sous ces fourches caudines, chercha à s'y soustraire le plus promptement possible ; mais pour cela il lui fallait un établissement, il lui fallait de l'eau.

« Elle exploitait modestement, depuis longtemps, un hôtel situé à une très-petite distance des sources et avait remarqué, sur son propre terrain, un suintement d'eau qu'un entrepreneur du pays, homme actif et intelligent, crut reconnaître pour être minéralisée et analogue aux eaux des sources Choussy.

« Cet entrepreneur, M. Perrière, proposa aux Mabru de faire, en cet endroit, des sondages et même un puits pour chercher l'eau et les mettre ainsi à l'abri d'exigences trop draconiennes. Il mettait seulement une condition à cette entreprise qu'il se croyait sûr de mener à bonne fin : On devait creuser un puits à frais communs et s'il ne trouvait rien tous les frais restaient à sa charge; mais s'il était assez heureux pour rencontrer la veine liquide, il devenait co-associé. Ces conditions acceptées, M. Perrière se mit immédiatement à l'œuvre, et après quelques mois d'un travail difficile et onéreux fut assez heureux pour trouver l'eau minérale en abondance et à une haute température. »

« Les conséquences de cette trouvaille furent désastreuses pour les sources primitives : le Bagnassou, la source du Grand-Bain, celle du Coin et la source nouvelle furent taries. Il ne restait plus à la famille Choussy que ses sources tempérées des Fièvres et de la Rotonde, en tout 14 litres environ à la minute pour alimenter, en moyenne, deux cents bains par jour.

« M. Choussy se mit courageusement au travail, n'épargna ni argent, ni fatigues et passa, rien que par sa ténacité et son énergie, du rôle de simple propriétaire, à celui d'ingénieur intelligent. Il possédait une écurie mitoyenne à la cour dans laquelle le puits Mabru avait été foré; il y pratiqua un puits séparé du voisin par une épaisseur de terrain insignifiante ($1^m,80$ environ), et, arrivé à une profondeur d'une quarantaine de mètres, il tomba lui aussi sur une nappe d'eau chaude et minérale. Le travail de la saison était donc assuré. Il y installa, comme ses nouveaux concurrents, des pompes aspirantes et foulantes chargées de refouler l'eau dans les réservoirs. Malheureusement, on acquit bientôt la conviction que les deux puits communiquaient par de larges fissures, car lorsque les Mabru, dont les pompes étaient véritablement supérieures en puissance à celles de M. Choussy, voulaient en forcer le travail, l'eau des deux puits baissait et baissait tellement vite qu'à chaque instant on pouvait craindre de ne plus avoir assez d'eau pour assurer le service du lendemain.

« Cet état de choses ne pouvant durer, M. Choussy, dont l'activité était infatigable, fit creuser un second puits dans l'angle sud-est de son écurie, mais plus petit d'ouverture ; là encore il trouva de l'eau mais en quantité insuffisante, et, pour en augmenter le volume, il eut l'idée de faire communiquer les deux puits par un trou de sonde pratiqué aussi bas que possible dans l'épaisseur de la paroi qui les séparait (3 mètres environ) ». (Pradier.)

Dès cette époque, une ère nouvelle surgit pour la Bourboule ; M. Michel Grandpré, riche propriétaire et maire de la commune de Murat-le-Quaire dont dépendait alors la Bourboule, proposa à M. de Sedaiges, qui cherchait à former une compagnie dite des Eaux minérales d'Auvergne, la ferme de tous les communaux. Après avoir bien étudié la question, M. de Sedaiges traita avec la commune qui lui céda pour 50 ans tous ses communaux au prix annuel de 600 fr.

Relégué dans les limites restreintes de ses propriétés, menacé de tous côtés, M. Choussy fait creuser dans un jardin dont il était propriétaire, situé toujours au pied du rocher de la Bourboule, mais plus à l'est, à une centaine de mètres de son établissement, un puits de 55 mètres de profondeur et découvre une source abondante donnant à peu près 150 litres à la minute et à une température de 52°. (Source Choussy.)

Presque aussitôt l'eau baisse dans le puits Mabru devenu à son tour insuffisant pour les besoins de son service. Cette lutte acharnée menaçant de se prolonger indéfiniment, des tentatives de rapprochement ou de cession furent faites à diverses reprises, mais sans résultat.

M. de Sedaiges par son droit de concession des communaux avait celui de pratiquer des fouilles partout où bon lui semblerait, il s'associa avec MM. Mabru et Perrières ; ce dernier fait creuser un puits très-voisin de celui de M. Choussy et trouve une source qui porte encore aujourd'hui le nom de source Perrières et donnait à cette époque 230 litres à la minute (1869).

Les sources connues et décrites par MM. Lefort, Peironnel et Rotureau avaient été taries, et l'ouverture de ces deux derniers puits fit tarir celles qui restaient, la Rotonde et les Fièvres.

Immédiatement après la découverte de M. Perrières, l'hôtel Mabru fut converti en établissement balnéaire ; cet établissement, que nous décrivons plus loin, appartient aujourd'hui à la Compagnie des eaux minérales de la Bourboule ; il reçoit les malades de seconde classe : c'est la source du communal, devenu depuis la source de Sedaiges, qui lui fournissait alors l'eau tempérée nécessaire aux bains.

Depuis la disparition des sources de la Rotonde et des Fièvres, l'eau froide manque absolument à l'établissement Choussy, où l'on est obligé de laisser refroidir l'eau chaude dans des réservoirs insuffisants pour une masse d'eau aussi considérable.

On continua cependant la recherche de la véritable

nappe de la Bourboule, c'est-à-dire l'eau minérale à haute thermalité ; une nouvelle source, celle de la Plage, fut découverte sur la rive droite et près du bord de la Dordogne. Les travaux d'aménagement n'étant pas terminés, l'eau de la fontaine de la Plage n'était pas encore utilisée en 1876 ; une buvette doit y être installée pour la saison de 1877.

L'association de MM. Perrières, Mabru et de Sedaiges ne disposait pas de capitaux suffisants. Deux compagnies avaient bien proposé d'acheter les communaux, s'engageant à doter la Bourboule d'un plan d'alignement, à lui donner une somme de 24,000 francs, pour faire construire une chapelle, une rente viagère et perpétuelle de 1,000 fr. ; mais quelques propriétaires, voyant dans la réalisation de ces projets la ruine presque assurée de leur industrie, firent tous leurs efforts pour empêcher cette combinaison d'aboutir, et la population ameutée essaya également de peser sur les décisions du conseil municipal convoqué pour discuter ces offres; celui-ci, de son côté, plus exigeant à mesure qu'il obtenait davantage, refusa définitivement son adhésion.

Malgré les ressources que présentait la Bourboule les choses menaçaient d'en rester là, lorsqu'en 1872 une société acheta sur la rive gauche de la Dordogne un vaste emplacement où elle fit tracer un parc qu'elle relia par un pont à la rive droite : cette société s'entendit avec MM. Perrières, Mabru et de Sedaiges et leur acheta leurs sources et la concession dont ils jouissaient. La Compagnie des eaux minérales de la Bourboule était fondée.

On avait remarqué que plus on s'éloignait de la base du rocher, puis les puits dont il fallait sans cesse augmenter la profondeur fournissaient l'eau en abondance; la nappe d'eau minérale d'où provenaient toutes les sources pouvait donc bien occuper non pas la base de la montagne comme on le croyait autrefois, mais le centre même de la vallée ; il devenait dès lors assez logique de rechercher cette nappe sur la rive gauche.

La société nouvelle commença par faire creuser, dans le terrain dit du Merle, un puits situés à 150 mètres environ des anciennes source et dans la même zone verticale. Commencés au printemps 1872, les travaux durèrent jusqu'à la fin de décembre ; on ne rencontra pas de sources thermales, mais deux sources froides de composition à peu près identique aux anciennes.

Ces deux sources, situées sur le territoire du petit hameau de Fenestre, attenant à la Bourboule, reçurent le nom de sources de Fenestre et furent désignées séparément par les noms de n° 1 et n° 2.

De nouveaux établissements, que nous décrirons dans un chapitre spécial, furent construits, et, pendant quelques années, tous ces travaux firent ressembler la Bourboule à un vaste chantier de construction et M. Jules Guérin (1) put la comparer à un de ces récents villages à pétrole de l'Amérique du Sud.

« Voyez ce que devient ce petit coin de la Bourboule, qui ne possédait pas dix mauvaises maisons ; il s'y élève des hôtels, des habitations, on en fait une ville. »

En 1865, M. Rotureau (2) évaluait la population fixe de la Bourboule à 97 habitants ; il y en a 700 ou 800 aujourd'hui, et cette prospérité va toujours en croissant ; le chiffre de 400 baigneurs constaté en 1859 était doublé en 1871, malgré les évènements politiques ; en 1875, il vint à la Bourboule plus de 2,500 malades, près de 4,000 en 1876. Malheureusement, malgré toutes les

(1) Discours prononcé à l'Académie de médecine, 25 février 1873.
(2) Dict. encyclop. des sc. méd. Art. la Bourboule.

constructions nouvelles, les logements sont et seront encore insuffisants pendant quelques années.

Situés à très-peu de distance l'un de l'autre, les puits Choussy et Perrière communiquent, et l'eau baisse en même temps dans les deux; aussi plusieurs conflits fort regrettables se produisirent-ils pendant le mois de juillet 1876, entre M. le docteur Choussy, qui possède aujourd'hui l'établissement qui porte son nom, et la Compagnie des eaux-minérales de la Bourboule.

Les travaux exécutés pendant l'hiver de 1876-1877, rendront sans doute impossible la reproduction de ces conflits qui finiraient par compromettre l'avenir de la Bourboule, si un décret d'utilité publique ne venait y mettre un terme.

Les représentants de la Compagnie viennent encore de faire des propositions d'achat toutes récentes à M. Choussy, qui n'a pas cru devoir les accepter.

CHAPITRE IV.

Les établissements balnéaires sont actuellement au nombre de trois. L'un appartient à M. le docteur Choussy, les deux autres à la Compagnie des eaux minérales de la Bourboule.

Tous reçoivent des malades de deux classes différentes. Chez M. Choussy, le bâtiment des secondes classes contient seize baignoires en lave ; c'est l'ancien annexe décrit dans les brochures de MM. Lefort et Peironnel.

Les baigneurs de la première classe ont à leur disposition un vaste établissement, de construction toute récente. La porte d'entrée principale est large, élevée et donne accès dans un grand vestibule carré, au fond duquel se trouve la buvette ; à droite et à gauche sont deux couloirs dans lesquels s'ouvrent des cabinets bains. A l'extrémité du couloir de gauche, on rencontre une cour vitrée complètement entourée d'un rez-de-chaussée formant terrasse et contenant cinq ou six cabinets, une piscine, une salle de douche ascendante et un chauffoir ; l'entrée de ces différentes pièces donne dans les angles de la cour. Au fond, un escalier conduit aux cabinets de bains du premier étage. L'établissement contient en tout 49 cabinets pourvus de baignoires de fonte émaillée.

En arrière de la cour vitrée et un peu à gauche, se trouve le bâtiment des vapeurs, dans lequel on peut pénétrer directement du dehors par une rampe d'accès :

Il y a des douches de vapeur et une salle d'inhalation à gradins superposés. Les inhalations se font aussi avec de l'eau minérale simplement poudroyée. On se sert pour cela de douches en arrosoir dont on dirige le jet sur des planches inclinés de 35 à 45 degrés. L'eau, pulvérisée, acquiert bientôt une température qui varie de 35° à 45°, et chaque malade peut avoir sa petite étuve particulière, tous les cabinets étant munis d'un appareil à douches des plus complets.

Il existe enfin une salle de pulvérisation et douches locales, auriculaires, nasales, pharyngiennes, etc.

Un tunnel, creusé dans le tuf ponceux adossé au rocher conduit aux sources et aux machines chargées de refouler l'eau.

L'établissement de seconde classe de la Compagnie de la Bourboule occupe l'ancien hôtel Mabru; c'était, il y a un an, le seul qu'elle pût mettre à la disposition des malades. Il contient trente-six cabinets de bains, une buvette et une salle de bains de pieds à cuvette de lave.

Les baignoires sont en fonte émaillée et des appareils à douches également fort complets existent dans chaque cabinet. Les inhalations se font avec l'eau poudroyée.

Un escalier extérieur conduit à la salle de pulvérisation et douches locales, située au premier étage à côté de la lingerie. Les appareils de pulvérisation, au nombre d'une dizaine environ, sont disposés tout autour de la salle. On peut adapter à chaque appareil plusieurs ajutages différents, suivant la force ou la forme qu'on veut donner à la douche, et suivant l'effet qu'on veut obtenir. L'eau, venant d'un réservoir placé plus haut, serait projetée par la seule force acquise dans sa chute, mais. pendant tout le temps que dure la pulvérisation (le matin de 7 à 11 heures, et le soir de 2 à 6 heures), un homme pompe pour élever et projeter l'eau. Derrière la salle de pulvérisation sont deux grands réservoir de tôle, mis communication par leur partie supérieure : C'est dans ces réservoirs que s'effectue le mélange d'eau chaude et tempérée qui doit servir aux bains.

Le nouvel établissement de la Compagnie construit sur les bords de la Dordogne, à 100 mètres environ du rocher de la Bourboule, ne recevra absolument que des malades de première classe ; il est placé en face du parc et des sources de Fenestre, entre la Dordogne et la route du Mont-Dore.

C'est une vaste construction rectangulaire : quatre pavillons semblables en forment les angles ; deux autres pavillons occupent la partie médiane des grands côtés du rectangle et achèvent de donner à l'ensemble de l'établissement un aspect monumental. Tous ces pavillons sont élevés d'un étage et réunis entre eux par des galeries plus basses.

Les deux pavillons du milieu servent de vestibule d'entrée ; dans chacun d'eux donnent deux cabinets d'administration et deux cabinets de consultation pour les médecins ; un très-large couloir qui contient les buvettes coupe en deux l'établissement et réunit les deux pavillons centraux.

Les cabinet de bains occupent les galeries qui forment les grandes faces du rectangle ; ces galeries sont traversées dans toute leur longueur par un couloir large de 4 mètres, espace plus que suffisant pour permettre à deux chaises à porteur de se croiser. Sur ce couloir, s'ouvrent les cabinets précédés d'un petit vestiaire.

Dans les pavillons angulaires se trouvent les salles de grande douche, les douches ascendantes, les douches de vapeur, les chauffoirs, etc.

Les salles d'inhalation et de pulvérisation sont éclairées par en haut et occupent les petits côtés du rectangle; elles sont également précédées d'un vestiaire qui peut servir de passage aux médecins et leur éviter un long détour lorsqu'ils vont du côté des hommes à celui femmes et réciproquement; chacune des moitiés de l'établissement étant affectée à un sexe différent.

Deux cours intérieures, couvertes, se trouvent de chaque côté de la grande galerie médiane des buvettes, assez large pour servir de promenoir; ces deux cours, entourées par l'ensemble des bâtiments que nous venons de décrire, contiennent les piscines; les unes, dites piscines de famille, peuvent recevoir cinq ou six malades, les autres sont assez vastes pour permettre la natation; toutes sont entourées de bancs.

Nous avons dit que les salles d'inhalation étaient éclairées par le haut; les murs sont en effet garnis de plaques de marbre sur lesquelles l'eau, projetée avec force, est poudroyée et réduite en particules si ténues qu'elle forme une véritable vapeur.

Un système de douches très-complet, muni d'un appareil mélangeur, est installé dans chaque cabine; il y a 32 cabines par galerie, par conséquent 64 sur chaque face et 128 pour tout l'établissement, c'est un chiffre très-suffisant pour assurer, et au-delà, le service des bains, sans être obligé de commencer ce service à des heures aussi gênantes pour les médecins que pour les malades.

De l'autre côté de la Dordogne, sont les sources de Fenestre, deux buvettes y sont installées; mais l'eau froide et ferrugineuse de ces sources est amenée par un tuyau qui traverse la rivière, et une buvette spéciale lui est réservée dans la galerie centrale.

De vastes terrains, d'une étendue de plus de 5 hectares, ont été achetés sur la rive gauche de la Dordogne et transformés en un magnifique parc réuni à la rive droite par un pont de pierre.

Le premier étage des pavillons de l'établissement thermal est occupé par des salles de lecture, de concert, de spectacle, etc. Et l'on pourrait bientôt graver sur le frontispice l'inscription de la source de Teinach, en Wurtemberg : *Ægrotos sano, sanos recreo.*

CHAPITRE V.

LES SOURCES.

Les anciennes sources de la Bourboule étaient au nombre de 7; elles ont été minutieusement décrites par MM. Lefort, Peironnel et Rotureau ; aussi, nous nous contenterons de les nommer sans entreprendre le travail inutile et rétrospectif de leur description : on les désignait autrefois sous les noms de *source du Grand-Bain*, *source du Bagnassou*, *source du Coin*, *source Nouvelle*, *source des Fièvres*, *source de la Rotonde*, *source du Communal*; leur température variait de 25° à 52°.

Toutes ces sources sont aujourd'hui à peu près taries ; elles donnent cependant encore quelques filets d'eau, mais ne sont plus utilisées.

Nous ne recommencerons pas l'histoire de la découverte des nouvelles sources que des forages successifs ont fait trouver depuis 1864; il y en a 8, connues sous les noms de *source Choussy*, *source du Déversoir*, *source Mabru*, *source Perrière*, *source du Communal* ou *de Sedaiges*, *source de la Plage*, et enfin les deux *sources de Fenestre*.

Les deux premières appartiennent à M. Choussy ; toutes les autres à la compagnie des eaux de la Bourboule.

Nous serons forcément très-brefs sur le captage et l'aménagement de ces puits ; il faut attendre, pour faire leur histoire définitive, l'achèvement des travaux entrepris : ce que nous dirions aujourd'hui pouvant devenir inexact demain.

1° La plus ancienne de toutes, la *source Mabru*, n'est plus utilisée ; sa température est de 54° ou 55°. Elle est complètement couverte par une voûte de maçonnerie, et située sous l'établissement des secondes classes de la Compagnie.

. 2° La *source Perrière*, recouverte d'une large dalle carrée, se trouve à une extrémité de la place de la Bourboule, devant la maison de M. Peironnel. En 1876, ce puits avait une ouverture de 4 mètres sur 2 mètres ; le fond n'avait que 2 mètres de côté. Comme c'est lui qui fournit à l'établissement de la Compagnie toute l'eau chaude dont il a besoin, il fallait songer à se mettre à l'abri d'un coup de pompe, et à assurer d'une manière régulière le débit de l'eau minérale. De nouvelles fouilles ont été entreprises pendant l'hiver qui vient de s'écouler ; le puits, qui avait 54 mètres de profondeur l'année dernière, en a plus de 65 aujourd'hui ; à 60 mètres, on a rencontré le granit. Ces fouilles ont eu pour résultat d'augmenter la température, le débit et la minéralisation de la source dans une proportion considérable.

La température, qui était auparavant de 54°, atteint 60°, et l'analyse que vient à peine de terminer l'Ecole des mines, donne 0 gr. 0,13 d'acide arsénique, au lieu de 0 gr. 0,14 d'arséniate de soude trouvés par M. Lefort.

On pense même qu'il y a, dans le puits Perrière, deux sources différentes : l'une à 55°, l'autre à 60° ; mais ce n'est encore qu'une hypothèse, et tous ces faits sont encore si récents qu'on n'ose les considérer comme définitifs. Qui sait ce que de nouveaux forages peuvent faire découvrir.

3° Un espace de 2 ou 3 mètres au plus sépare la *source du Déversoir* du puits Perrière ; la communication de ces deux sources est, pour ainsi dire, la seule cause de la guerre acharnée dont la Bourboule est encore le théâtre. Leur composition est identique.

4° La *source Choussy* est située à une quinzaine de mètres plus loin ; le puits qui la renferme était autrefois profond de 40 mètres et large de 4 ; il donne environ 200 litres à la minute. Deux grandes pompes y sont installées, et c'est lui qui, avec la source du Déversoir, fournit l'eau des bains, des douches et de la buvette à l'établissement Choussy. — Sa température est de 54°.

5° A l'entrée de la place, en arrivant du Mont-Dore, se trouve la *source de Sedaiges*, autrefois connue sous le nom de *source du Communal*. La température de l'eau est de 30°, et la profondeur du puits de 20 mètres, mais comme tous les puits de la Compagnie, il vient d'être creusé pendant cet hiver.

6° La *source de la Plage*, située sur le bord de la Dordogne, un peu à droite du pont qui conduit au parc, n'était pas encore utilisée pendant la saison de 1876. Le puits avait déjà 20 mètres de profondeur, et le forage allait jusqu'à 35 mètres ; mais les travaux ont été continués, et l'on croit que cette fontaine reçoit également deux sources : l'une à 40° que l'on connaît depuis plusieurs années, et l'autre à 31°.

7° Les *sources de Fenestre*. — La première fut trouvée à 34 mètres de profondeur ; sa température est encore aujourd'hui de 21°, et son débit de 300 à 400 litres par minute. Les travaux furent continués, et deux mois après, pendant l'été de 1872, à une profondeur de 68 mètres 25, on trouva une seconde source dont le débit n'a pas été évalué à moins de 200 litres par minute, et dont la température, d'abord estimée à 21°, est restée définitivement fixée à 22° ; à 170 mètres, il fallut arrêter le forage de ce puits artésien, on avait rencontré le granit.

La première source occupe, au-dessus du tuf bleu, une couche de sable d'au moins 15 mètres de hauteur ; son captage fit disparaître toutes les petites sources ferrugineuses disséminées dans les vallées environnantes.

Ces deux sources sont les seules qui se trouvent situées sur la rive gauche de la Dordogne, au milieu du petit hameau de Fenestre, attenant à la Bourboule ; on les désigne séparément par les noms de n° 1 et n° 2. Les travaux de forage avaient été dirigés par M. l'ingénieur Guérin ; ce fut M. Ledru, l'architecte du Mont-Dore et de Royat, qui s'occupa de la captation et de l'installation des buvettes, mises en usage dès la saison de 1873. Cette captation est assez ingénieuse ; il n'y a pas de réservoir comme sur la rive droite ; les deux puits n'en forment qu'un seul. Celui du n° 2 forme manchon à celui du n° 1, et l'eau vient directement se déverser par deux orifices opposés, taillés dans le roc, et couler à plein jet dans deux larges vasques en pierre ; un tuyau traverse la Dordogne et la conduit dans le nouvel établissement et dans le hangar de l'embouteillage.

Les sources de la Plage et de Fenestre ne sont pas utilisées pour les bains ; celle de Sedaiges sert à tempérer l'eau de la source Perrière.

CHAPITRE VI.

PROPRIÉTÉS PHYSIQUES DES EAUX.

Les différentes sources de la Bourboule ont une très-grande ressemblance dans leurs propriétés physiques, et sauf quelques variations dans la proportion de leurs éléments, leur constitution chimique est absolument identique. Les deux sources de Fenestre seules font exception à cette règle, elles sont froides et contiennent un peu de fer.

Propriétés organoleptiques. — Au moment où elles sourdent, les eaux de la Bourboule sont parfaitement transparentes et limpides, à tel point, qu'on peut apercevoir au fond d'un bain l'épingle qu'on viendrait d'y jeter; mais peu de temps après leur exposition à l'air, elles se troublent d'une manière sensible et se recouvrent d'une pellicule irisée de nature organique qu'on pourrait appeler Bourbouline; c'est une matière grasse, analogue à la Barégine, à la sulfurose de M. Lambron, à la sulfurhydrine de M. Cazin; d'après eux, cette substance communiquerait pour une grande partie aux eaux de Bagnères-de-Luchon l'onctuosité qu'on leur connaît. Cette matière organique rend également l'eau de la Bourboule onctueuse au toucher; de plus, cette eau assouplit et blanchit la peau, mais employée pour faire cuire des légumes frais, comme des haricots, elle leur donne une teinte verte. (Choussy.) Elle n'encroûte pas de concrétions les surfaces qu'elle baigne, mais pour peu qu'on entrave pendant quelque temps son écoulement, elle laisse sur le fond des réservoirs ou des conduits un dépôt gris foncé limoneux et extrêmement doux, comme savonneux au toucher.

Quelques-unes des sources de la Bourboule, lorsque leurs eaux sont restées exposées à l'air, émettent une toute petite quantité d'acide sulfurique, aussi leur odeur paraît tenir le milieu entre celle de l'hydrogène sulfuré et celle de la saumure. (Lefort.)

On a senti par intervalles, dans les locaux où elle passe, une odeur alliacée très-nettement accentuée. (Gubler.) Dans les établissements actuels tout récemment installés, cette odeur est à peine appréciable, mais M. Choussy prétend qu'elle l'était beaucoup plus dans l'ancien établissement.

Les eaux de la Bourboule ont une saveur acidule puis salée (Lefort); mais ces caractères diffèrent suivant la température des eaux. Ainsi, plus elles sont à une basse température, plus la saveur acidule est appréciable; et, au contraire, plus elles sont chaudes, plus la saveur saline est prononcée. On voit aussi à leur surface une grande quantité de bulles formant un bouillonement considérable dû à un dégagement d'acide carbonique.

M. Choussy et tous les médecins de la Bourboule pensent qu'on pourrait tirer profit du dégagement de cet acide pour un emploi thérapeutique.

Si l'installation spéciale, nécessaire, fait encore défaut, la présence de l'acide carbonique dans les eaux thermales de la Bourboule leur donne du moins des qualités digestives qui en facilitent l'usage interne, et sans lesquelles elles seraient lourdes, difficiles ou même impossibles à boire. M. Lefort rapproche leur saveur de celle des eaux de Bourbonne, qui renferment aussi une assez grande quantité de chlorure de sodium, et auxquelles certains palais exercés ont reconnu une saveur se rapprochant de celle du bouillon de veau.

Densité. — Le degré de minéralisation des eaux de la Bourboule permet de prévoir que leur pesanteur spécifique doit être plus forte que celle de l'eau distillée prise comme point de comparaison. En effet, ramenées comme l'eau distillée à une température de 15°, elles indiquent une densité variant de 1,00500 à 1,00538 (Lefort). Comparée à celle prise par M. Lefort en 1862, la densité à un peu changé depuis la découverte des nouvelles sources.

Les propriétés physiques des eaux de Fenestre situées sur la rive opposée de la Dordogne sont peu différentes.

Elles sont également claires, limpides, transparentes, renfermant une grande quantité d'acide carbonique dont on voit bouillonner les bulles à la surface; elles laissent déposer au fond des vasques un fort sédiment couleur d'ocre, plus prononcé dans le n° 2, et annonçant sa composition ferrugineuse. Au goût, cette eau est fraîche, stypique, astringente, légèrement aigrelette; celle du n° 2 a un goût d'encre peu prononcé, assez analogue à l'eau du Mont-Dore. Celle du n° 1 est recherchée comme eau de table dans les hôtels de la Bourboule (Chateau).

Température. — Considérées au point de vue de leur température, les eaux minérales de la Bourboule, telles qu'elles sont captées maintenant et telles qu'on les utilise pour la boisson et pour les bains, peuvent être divisées : 1° En sources thermales; 2° en sources tempérées; 3° En sources froides.

Nous résumons ici le résultat des observations thermométriques sur les sources de la Bourboule :

| | Température. | |
	1873	1877
Source Perrière	54°	59°,7
— Choussy	54	56
— du Deversoir.........	54	56
— de la Plage..........	40	35
— de Sedaiges..........	30	31
— de Fenestre n° 1......	21	21
— de Fenestre n° 2......	22	22

Les travaux récents exécutés dans le puits Perrière
ont augmenté sa température ; elle est aujourd'hui de
59° ou 60° ; on croit même qu'il existe dans ce même
puits une autre source à 55°. Le puits de la Plage con-
tiendrait également deux sources, l'une à 31°, l'autre à
40° ; mais nous le répétons, ce ne sont encore que des
hypothèses.

Voici comme point de comparaison les températures
assignées par M. Lefort aux anciennes sources :

	Température.
Source du Grand-Bain.............	49°
— du Bagnassou.............	38
— de la Rotonde	34 3
— des Fièvres..............	30 6
— du Communal............	25

Les travaux de captage exécutés pendant l'hiver
de 1876-77 ont eu pour résultat d'augmenter la température et la minéralisation des sources chaudes ; nous
avons donné dans le tableau précédent les températures
prises en 1873 et en 1877.

Débit. — La source de Fenestre n° 1 fournit près de
400 litres à la minute, le n° 2 200 litres seulement.
Quant aux autres sources, nous ne pouvons rien dire
de positif tant que les travaux de forage et de captage

dont elles sont l'objet ne seront pas entièrement terminés ; seulement ce n'est plus 14 ni 30 litres à la minute qu'il faut compter aujourd'hui, c'est par 200 et
400 litres à la minute que l'eau sort des principaux
puits.

CHAPITRE VII.

RAPPORT DE LA TEMPÉRATURE AVEC LE DEGRÉ DE MINÉ-
RALISATION DES SOURCES.

« La plupart des analyses exécutées jusqu'à ce jour sur les eaux minérales en général, et sur celles de l'Auvergne en particulier, ont montré que dans les sources appartenant à un même groupe, la proportion des principes minéraux fixes avait les rapports les plus intimes avec leur température. Nous avons constaté, par exemple, que plus les sources étaient à une température élevée, plus la somme de leurs principes minéraux était également élevée. » (Lefort.)

Ainsi que le montrent les tableaux suivants, les eaux minérales de la Bourboule ne font pas exception à cette règle.

Anciennes sources.	Température.	Résidu salin par litre.
Source du Grand-Bain......	49°	. 5,745 .
— du Bagnassou	38	5,720
— de la Rotonde.......	34 3	5,255
— des Fièvres.........	30 6	5,233
— du Communal......	25	4.995

Nouvelles sources.	Température. 1873	1877	Résidu fixe par litre.		
Source Perrières.............	54°	59°7	5 gr.		1100
— Choussy	54	56	5	»	1250
— de la Plage...........	40	35	5	»	4500
— de la Sedaiges........	30	31	3	»	4800
— Fenestre n° 1........	21	21	1	»	2400
— Fenestre n° 2........	22	22	2	»	7400

La détermination de chacun des principes élémentaires confirme sous tous les rapports celle du résidu salin; et M. Lefort suppose que si les sources de la Rotonde et des Fièvres accusaient des températures et une minéralisation moins élevées que celles du Grand-Bain et du Bagnassou, c'est qu'à des profondeurs indéterminées, elles reçoivent dans leurs conduites naturelles des eaux douces.

Pour cette détermination du résidu fixe, M. Lefort a fait évaporer dans une capsule de platine tarée avec soin, 250 centimètres cubes d'eau de chacune des sources et n'a suspendu l'opération que lorsque le vase avec son dépôt, porté sur le plateau de la balance, n'accusa plus de perte de liquide ou de gaz carbonique.

CHAPITRE VIII.

PROPRIÉTÉS CHIMIQUES.

C'est Duclos, conseiller et médecin ordinaire du Roy, qui, le premier, tenta d'analyser les eaux de la Bourboule en 1670.

Nous avons dit qu'il décrit deux sources, le Bain et la Fontaine. D'après lui, leur minéralisation aurait été différente ; il constate dans l'eau du Bain un résidu de 1/170, composé en partie de sel commun (chlorure de sodium) et de 1/20 de principes insolubles. Il pense que l'eau de la Fontaine contient une plus grande quantité de principes solides.

Longtemps après Chomel (1) décrit également deux sources à la Bourboule. Il dit dans l'analyse sommaire qu'il fit alors (1738) que les eaux étaient limpides et manifestement salées. En les faisant évaporer, il se formait des flocons blanchâtres qui nageaient au milieu de la liqueur et se précipitaient peu à peu au fond. Duclos avait trouvé 1/170 de résidu salin, Chomel en trouvé 1/205 du poids de l'eau. C'était presque tout le sel dont il ne s'était séparé que 1/10 de terre grisâtre. Ce sel, semblable au sel commun, pétillait sur les charbons ardents.

En 1823, Michel Bertrand, inspecteur de l'établissement du Mont-Dore, analysait à son tour les eaux de la Bourboule, toujours par le procédé d'évaporation, et constatait qu'elle abandonnait six grammes environ de

(1) Traité des eaux minérales, bains et douches de Vichy. Paris 1738.

substance fixe, composée pour la plus grande partie de chlorure de sodium.

Il y a loin assurément de ces analyses informes, premières ébauches d'une science elle-même à peine ébauchée, aux analyses de nos jours. Nos devanciers pouvaient, comme nous, reconnaître et déterminer avec précision la couleur, l'odeur, la saveur, la température et le volume des sources qu'ils examinaient ; en ce qui concerne leurs principes constituants nous avons été plus loin qu'eux, et cela devait être ; les moyens d'investigation se sont agrandis avec la science qui les fournit. Cependant, ils n'en avaient pas moins la prétention d'une exactitude rigoureuse. Nous avons donc trouvé dans les eaux minérales ce qu'ils n'y voyaient pas ; nos successeurs y découvriront peut-être ce que nous n'y soupçonnons guère. Que savons-nous de la physique et de la chimie souterraines ? que savons-nous d'une des propriétés les plus manifestes des eaux thermales ? leur température ; très peu de chose assurément. La cause de leur chaleur a exercé toutes les imaginations, celles du peuple et des savants. Le premier l'a expliquée par des superstitions ; les seconds en sont encore à des systèmes.

La première analyse à peu près complète date de 1828, elle est due à M. Lecoq devenu depuis professeur à la faculté des sciences de Clermont. Il trouva dans la source du Grand-Bain et celle des Fièvres, une assez grande quantité d'acide carbonique et environ 7 grammes de principes fixes.

EAU : UN LITRE

	Source du Grand-Bain.			Source des Fièvres.		
Acide carbonique.........	0	gr.	9092	9	gr.	8330
Azote....................	0	»	0755		—	
Bicarbonate de soude......	1	»	9482	1	»	3549
— de magnésie ..	0	»	2865	0	»	0631
— de chaux......	0	»	0160	0	»	0199
— de fer		traces			traces	
Sulfate de soude..........	0	»	2556	1	»	7766
Chlorure de sodium.......	3	»	9662	2	»	7914
Alumine..................	0	»	0435	0	»	0278
Silice....................	0	»	0667	0	»	1121
Sulfure de sodium.........		traces			traces	
Matière organique.........		—			—	
Perte....................	0	»	0868	0	»	0416
	6	gr.	6695	6	gr.	1874

Cette analyse, extraite du *Dictionnaire des Eaux minérales du Puy-de-Dôme*, différe un peu de celle que donne
M. Patissier et *l'Annuaire des eaux minérales de France*;
d'ailleurs M. Lecoq lui-même, dans des ouvrages plus
récents, substitue à ses analyses celles de M. Lefort, publiées en 1862 dans sa remarquable étude sur les Eaux
minérales de la Bourboule.

Depuis que M. Tripier a fait la découverte de l'arsenic
dans l'eau d'*Hamman-Meskoutine* (Algérie) en 1840, de
nombreuses recherches chimiques en ont confirmé l'existence dans les sources minérales ou dans leurs dépôts.

En 1854, le baron Thénard, qui avait fait, l'année
précédente, une cure au Mont-Dore, revenait en Auvergne pour s'y livrer à la recherche de l'arsenic nouvelle-
ment découvert dans les eaux minérales. Il expérimenta
dans ce sens les eaux du Mont-Dore, celles de la Bourboule et celles de Saint-Nectaire. Voici les résultats que
lui donnèrent l'analyse des eaux de la Bourboule, source
du Grand-Bain.

Eau : un litre.

Arsenic métallique......	0,00850
Acide arsénique........	0,01302
Arséniate de soude......	0,02009

Au mois d'octobre de la même année, il fit de cette découverte l'objet d'une communication à l'Académie des sciences, et fait observer que les eaux de la Bourboule contiennent une proportion d'arsenic bien supérieure à celle des eaux de Royat, de Saint-Nectaire et surtout du Mont-Dore. Il attribue à l'arsenic les cures remarquables que l'on observe à la Bourboule.

Il avait en effet retiré d'un seul litre d'eau de la source du Grand-Bain 8 milligrammes 5 dixièmes d'arsenic métallique, représentant 13 milligrammes 2 centièmes d'acide arsénique, ou bien 20 milligrammes 9 centièmes d'arséniate de soude, c'est-à-dire 15 fois autant qu'en contenait la source Magdeleine au Mont-Dore.

En 1856, M. Gonod, pharmacien à Clermont, reprenant ces analyses à un autre point de vue, trouva de l'iode sous forme d'iodure d'amidon dans le résidu ferrugineux de la source des Fièvres.

Les recherches du baron Thénard avaient mises en relief les eaux de la Bourboule, mais on ajoutait qu'il était impossible que ce savant ne se fût pas trompé, qu'il avait dû commettre des erreurs et exagérer la quantité d'arsenic qu'elles contenaient, car des eaux qui contiendraient de l'arsenic à aussi haute dose ne pourraient être que toxiques, et la pratique médicale à la Bourboule n'avait jamais constaté de cas d'empoisonnement même pendant les cures longtemps prolongées.

Les choses en étaient là lorsque M. J. Lefort fut chargé par la Société d'hydrologie de faire l'analyse des eaux du Mont-Dore, M. Peironnel demanda et obtint qu'il fût en même temps chargé d'analyser celles de la Bourboule.

Les recherches de M. Lefort ont été faites avec l'eau des anciennes sources de la Bourboule en 1862, et notre but principal est l'étude des sources nouvelles examinées par l'Ecole des mines depuis 1870; mais comme les résultats sont sensiblement les mêmes et que les analyses de M. Lefort sont beaucoup plus détaillées, nous insisterons plus particulièrement sur elles. D'ailleurs, tous ceux qui sont au courant des travaux exécutés à la Bourboule admettent pour les eaux une communauté d'origine, un bassin-mère, fournissant autre fois toutes le petites sources et alimentant aujourd'hui tous les puits que l'on a creusés ou que l'on creusera dans la suite.

§ I. *Analyse qualitative.*

Toutes les sources de La Bourboule ont une très *légère* réaction acide au *papier bleu de tournesol*, mais à des degrés différents. Le volume plus élevé d'acide carbonique libre contenu dans la source des Fièvres rendait sa réaction acide plus prononcée.

Le *chlorure de baryum neutre* précipite un mélange de sulfate et de carbonate de baryte, et après addition d'acide azotique le dépôt est encore assez considérable.

L'*oxalate d'ammoniaque* ne produit de trouble et de précipité qu'au bout de quelques instants.

Le cyanure jaune et le cyanure rouge de potassium et de fer ne donnent pas de précipité, même tardif. Avec *le tannin*, on obtient des colorations violacées très-pâles, sauf dans la source du Grand Bain qui ne renferme aucunes traces de fer.

M. Lefort pense que ce fer est à l'état de protoxyde, sa quantité est d'ailleurs très-minime;

Le *nitrate d'argent* occasionne dans toutes les sources anciennes et actuelles un abondant précipité blanc, indiquant tout de suite une proportion considérable de chlorures.

On n'obtient ni trouble, ni précipité avec le *phosphate de soude*, *le chlorure d'or et le permanganate de potasse*.

L'acétate de plomb laisse déposer du carbonate et du phosphate de plomb.

Les *acides minéraux* font dégager de l'acide carbonique; le dégagement est beaucoup moins apparent avec des eaux transportées.

Des *lames de zinc* trempées dans les sources, sont au bout de quelques heures recouvertes d'une couche noire de sulfure de zinc, assez mince pour disparaître après quelques instants de séjour à l'air. M. Lefort n'a observé ce phénomène que dans les sources des Fièvres et de la Rotonde. Il existe peu de matières terreuses ou organiques dans les eaux de la Bourboule, aussi se conservent-elles pendant longtemps sans s'altérer lorsqu'on les place dans des bouteilles bien bouchées ; c'est à peine si M. Lefort a pu constater quelques flocons d'hydrate de sesquioxyde de fer.

On trouve enfin sur les parois des puits et dans les tuyaux d'aménagement, un dépôt d'hydrate de sesquioxyde de fer fortement arsenical et imprégné d'une petite quantité d'oxyde de manganèse.

§ II. *Analyse spectrale.*

M. Lefort prit 100 litres d'eau minérale de la source du Grand-Bain, les fit évaporer presque à siccité, additionna le résidu d'un léger excès d'acide chlorhydrique étendu de son volume d'eau afin d'isoler toute la silice; délaya le mélange dans de l'eau distillée, le jeta sur un filtre et fit évaporer la solution jusqu'au moment où par refroidissement elle commençait à former quelques cristaux. Après y avoir versé du chlorure de platine, il obtint uu précipité jaune-serin dont le poids pouvait être évalué à 10 grammes environ.

Après deux ou trois lavages à l'eau froide afin d'enlever la plus grande partie du chlorure de platine et de potassium, ce dépôt jaunâtre fut essayé au spectroscope, et M. Lefort distingua facilement outre la soude, la potasse et la chaux ; la raie L I A caractéristique de la lithine.

Le précipité fut alors traité par l'eau bouillante et après plusieurs lavages successifs il ne resta plus qu'un dépôt jaune clair du poids de 80 centigrammes qui, essayé à l'appareil spectral, indiqua sans peine les raies CSa, Csb, Rba, RbB qui caractérisent le cœsium et le rubidium.

C'est l'existence bien reconnue du rubidium et du cœsium dans les sources chlorurées sodiques de Durkeim (Bavière), de Bourbonne-les-Bains et du Mont-Dore qui conduisit M. Lefort à rechercher la présence de ces nouveaux métaux dans les eaux de la Bourboule.

§ III. *Analyse quantitative.*

C'est avec des eaux amenées par une évaporation ménagée et au-dessus de 100° à un volume déterminé pour chacune des sources, que M. Lefort a toujours eu soin d'opérer.

1° *Acide carbonique libre et combiné.* Nous avons dit en parlant des propriétés physiques que les sources de la Bourboule dégageaient de l'acide carbonique ; nous nous contenterons de donner les résultats obtenus par M. Lefort, sans nous étendre sur toutes les méthodes qu'il a cru devoir employer.

Pour un litre d'eau :

	Température.	Acide carbonique :	
		en volume.	en poids.
Source du Grand-Bain......	49°	0 litre, 925	1 gr. 8327
— du Bagnassou.......	38	0 — 050	2 » 0804
— de la Rotonde.......	34 3	1 — 200	2 » 2776
— des Fièvres.........	30 6	1 — 130	2 » 2409

II. *Gaz spontanés.* — Ces gaz s'élèvent par intervalles irréguliers sous forme de bulles tantôt grosses et isolées, tantôt plus petites et disposées en chapelet; ils sont composés d'acide carbonique et d'oxygène avec une très-petite quantité de gaz sulfhydrique, du moins pour ce qui concerne les sources des Fièvres et de la Rotonde. M. Lefort n'a pu recueillir que les gaz qui se dégagent spontanément de la source du Bagnassou, il pense d'ailleurs que la composition des gaz spontanés des autres sources ne diffère pas beaucoup de celle-ci.

En voici la constitution :

Acide carbonique..........	92,50
Oxygène et azote.........	7,50

III. *Arsenic.* — M. Thénard a trouvé dans la source du Grand-Bain une quantité d'arsenic équivalant à 0 gr.020 d'arséniate de soude; cette proportion de sel arsénical l'avait étonné.

M. Lefort a voulu vérifier d'abord les résultats obtenus par M. Thénard et chercher ensuite si les autres sources de la Bourboule contenaient bien la même quantité d'arséniate de soude : il est arrivé aux résultats suivants :

	SULFURE D'ARSENIC.	ARSENIC MÉTALLIQUE.	ARSÉNIATE DE SOUDE (Anhydre).
Source du Bagnassou..........	0.01028	0.00621	0.01468
— du Grand-Bain........	0.00880	0.00535	0.01263
— des Fièvres	0.00500	0.00304	0.00717
— de la Rotonde...........	0.00501	0.00306	0 00722

La proportion d'arsenic est donc un peu inférieure à celle qui a été signalée par M. Thénard. Cela tient probablement à ce que le tube de verre, employé par M. Thénard pour fixer l'arsenic métallique, lavé et ensuite desséché, a absorbé pendant qu'il le pesait, un peu de la vapeur d'eau de l'atmosphère.

Les analyses faites plus récemment par l'Ecole des mines, confirment d'ailleurs les résultats obtenus par M. Lefort et les dépôts ferrugineux des sources de la Bourboule contiennent également de grandes quantités d'arsenic.

IV. *Iode. Brome.* — En 1862, M. Lefort vérifie également les recherches faites par M. Gonod en 1856 et trouva des traces d'iode sous forme d'iodure et de bromure de sodium.

V. *Acides borique et phosphorique.* — Après plusieurs expériences, M. Lefort conclut à l'absence de l'acide borique, quant à l'acide phosphorique, il l'a toujours trouvé en quantité trop minime pour avoir pu la traduire par un nombre quelconque.

VI. *Manganèse.* — Il se rencontre à l'état de traces seulement dans les eaux de La Bourboule.

VII. *Ammoniaque.* — Deux litres de la source du Bagnassou sont évaporés avec un léger excès d'acide sulfurique jusqu'à 100 centimètres cubes environ. Le produit de la concentration a été versé dans un ballon avec un excès de chaux caustique récemment calcinée et délitée. Au ballon est adapté un tube courbé terminé par un tube en U contenant de la teinture de tournesol rouge. En chauffant peu à peu le ballon on voit passer au bleu la teinture de tournesol. L'existence d'un sel ammoniacal est donc bien évidente.

VIII. *Lithine.* — M. Lefort l'a découverte en mettant à profit la réaction que produisent les sels de lithine lorsqu'on les examine au spectroscope ; mais il n'a pu découvrir les raies caractérisques de la baryte et de la strontiane.

IX. *Alumine.* — L'eau minérale est évaporée presque à siccité puis le résidu est arrosé d'acide chlorhydrique concentré afin de séparer la silice. On filtre puis on ajoute une solution étendue de potasse à l'alcool très-pure jusqu'à saturation de l'acide chlorhydrique, puis du sulfhydrate d'ammoniaque ; celui-ci donne naissance à un précipité noir qu'on traite par l'acide nitrique. Placée dans un ballon avec une petite quantité de potasse, la solution nitrique est maintenue au bain de sable afin de permettre seulement à l'alumine de se dissoudre dans l'alcali caustique, tandis que l'oxyde de fer est précipité en totalité.

Etendue de cinq fois son volume d'eau environ, la liqueur alcaline a été neutralisée par l'acide chlorhydrique et traitée par le carbonate d'ammoniaque qui a fourni un précipité blanc, très-notable d'alumine, dont M. Lefort a pu facilement déterminer la quantité.

Cette quantité d'alumine signalée par M. Lefort, n'implique pas l'origine de cette substance au moyen du tuf ponceux qui recouvre le granit d'où jaillissent les sources; la source du Grand-Bain qui sortait plus particulièrement du granit superposé de tuf ponceux aurait été alors beaucoup plus riche en alumine que les autres sources, et rien de semblable n'a été observé.

X. *Matière organique*. — Emergeant toutes de terrains volcaniques, les sources minérales de l'Auvergne laissent quelquefois dégager des gaz dans lesquels l'odorat perçoit comme un mélange d'acide sulfhydrique et de bitume; cette matière bitumineuse, dont la présence est assez naturelle à côté d'anciens volcans, forme le passage de la matière organique avec la matière minérale.

M. Lefort a démontré également la présence de la matière organique et le tableau suivant résume les analyses qualitatives et quantitatives qu'il a faites pour reconnaître et pour doser chacun des principes élémentaires contenus dans les eaux thermales de la Bourboule.

TABLEAU comprenant les proportions dés acides et des bases contenus dans un litre d'eau des Sources minérales de la Bourboule, par M. Leport, 1862.

DÉSIGNATION.	SOURCES			
	Gd-Bain.	Bagnassou.	Rotonde.	des Fièvres.
	Gr.	Gr.	Gr.	Gr.
Acide carb. libre et combiné	1.8327	2.0804	2.2776	2.2409
— sulfhydrique........	traces	traces	traces	traces
— chlorhydrique.....	2.2370	2.1560	2.0430	2.0511
— sulfurique........	0.1563	0.1474	0.1316	0.1306
— arsénique........	0.00819	0.00951	0.00468	0.00465
— silicique.........	0.1095	0.1075	0.1080	0.1080
Soude...............	2.6290	2.6021	2.5601	2.5561
Potasse.............	0.1490	0.1453	0.1374	0.1401
Chaux..............	0.0765	0.0751	0.0696	0.0697
Magnésie...........	0.0168	0.0143	0.0110	0.0165
Alumine............	0.0301	0.0218	0.0185	0.0182
Oxyde de fer........	»	0.0015	0.0012	0.0028
Matières organiqnes....	traces	traces	traces	traces
	7.24749	7.36091	7.36268	7.31865

Nous renvoyons au mémoire de M. Lefort, publié dans le tome IX des Annales de la Société d'hydrologie, pour la description détaillée de quelques procédés d'analyse, que nous n'avons fait qu'indiquer sommairement.

Voici maintenant le résumé des recherches plus récentes de l'Ecole des mines, elles ont pour objet les nouvelles sources que nous étudions tout spécialement.

TABLEAU comprenant les proportions des acides et des bases contenus dans un litre d'eau minérale de la Bourboule, d'après les analyses faites à l'Ecole des mines de Paris en 1870 et 1873.

DÉSIGNATION des SUBSTANCES.	SOURCES exploitées par la Compagnie (Analyse faite en 1873).					Source CHOUSSY — Analyse faite en 1870.
RÉSIDU FIXE par litre.	La plage	Sedaiges	Perrières	Fenestre n° 1	Fenestre n° 2	Choussy
	Gr. 5.4500	Gr. 3.4800	Gr. 5.1100	Gr. 1.2400	Gr. 2.7400	Gr. 5.125
Arsenic, par litre	0.0042	0.0035	0.0048	0.0035	0.0040	0.0122
Acide carbonique libre.	0.5166	0.6494	0.4034	0.3361	0.8486	0.1622
Acide carb. des bicarb.	1.3376	0.9702	1.2944	0.3988	0.7445	1.4574
Acide chlorhydrique..	2.2225	1.3258	2.0320	0.4219	1.0574	1.9115
Acide sulfurique.....	0.1098	0.0721	0.1167	0.0274	0.0463	0.1167
Silice................	0.0360	0.0280	0.0340	0.0250	0.0400	0.0500
Peroxyde de fer......	0.0040	0.0048	0.0043	0.0030	0.0050	0.0080
Chaux................	0.0380	0.0340	0.0720	0.0450	0.0350	0.0550
Magnésie	0.0154	0.0128	0.0146	0.0164	0.0147	0.0075
Potasse..............	0.1230	0.0577	0.0769	0.0336	0.0461	0.0769
Soude	2.7648	1.7860	2.5696	0.5696	1.3864	2.6534
Matières organiques..	0.0160	0 0170	0.0140	0.0200	0.0040	traces
Lithine..............	traces sensibles	traces sensibles	traces sensibles	»	»	traces
Total............	Gr. 7.1879	Gr. 4.9613	Gr. 6.6367	Gr. 1.9003	Gr. 6.5106	Gr. 6.5106

L'Ingénieur des mines directeur du laboratoire.
Signé : CARNOT.

L'Ingénieur des mines chargé des essais,
A. HENRY.

Leur composition diffère si peu de celle des anciennes sources décrites par M. Lefort que ces analyses n'ont encore aujourd'hui rien perdu de leur valeur, on pourra s'en convaincre en les comparant. Froides et ferrugineuses, les deux sources de Fenestre découvertes en 1872 présenteront seules, une différence un peu tranchée.

Les analyses précédentes montrent bien que les propriétés physiques et chimiques, sont communes ou à peu près à toutes les sources de la Bourboule et que ces eaux peuvent être toutes rangées dans une formule chimique unique.

Outre leur basse température, les sources de Fenestre se distinguent encore de celles de la rive droite par leur faible minéralisation et par conséquent par leur faible densité ; on trouve exactement les mêmes éléments, mais dans des proportions moindres. La quantité de soude est de beaucoup inférieure à celle des autres sources, et suivant la loi observée dans toutes les eaux bicarbonatées, d'après laquelle les sels de soude et de magnésie sont toujours en proportion inverse, les sources de Fenestre contiennent le double de magnésie ; la proportion des matières organiques est également plus considérable ; les autres principes diffèrent à peine.

Voici maintenant la composition hypothétique des combinaisons salines des sources de la Bourboule, d'après M. Lefort (1862) et d'après M. Duclaux, professeur à la Faculté des sciences de Clermont (1873). Le travail de M. Duclaux ne comprend que les deux sources de Fenestre.

TABLEAU comprenant les proportions des combinaisons salines attribuées par le calcul à un litre d'eau des sources minérales de la Bourboule, par M. Jules Leport, 1862.

	Source du GRAND-BAIN	Source du BAGNASSOU	Source de la ROTONDE	Source des FIÈVRES
	Gr.	Gr.	Gr.	Gr.
Acide carbonique libre	0.3852	0.8789	0.9758	0.9324
— sulfurique	»	»	traces	traces
Chlorure de sodium..........	3.3457	3.1972	3.0458	0.0298
— de potassium........	0 2353	0.2295	0.2164	0.2213
— de magnésium.	0.0390	0.0332	0.0255	0.0384
— de lithium..........				
— de cœsium..........	indices	indices	indices	indices
— de rubidium........				
Sulfate de soude.............	0 2788	0.2829	0.2342	0.2324
Bicarbonate de soude........	2.2719	2.0157	2.0260	2.0455
— de chaux..........	0.1964	0.1911	0 1771	0.1774
— de protoxyde de fer.	indices	0.0033	0.0025	0.0063
— de manganèse.....				
— d'ammoniaque	indices	indices	indices	indices
Phosphate de soude......... ..				
Arséniate de soude...........	0.01263	0.01468	0.00722	0.00717
Iodure et bromure de sodium..	traces	traces	traces	traces
Acide silicique...............	0.1093	0.1075	0.1080	0.1080
Alumine....................	0.0301	0.0218	0.0185	0.0182
Matière organique bitumineuse.	traces	traces	traces	traces
Total	6.90433	6.97578	6.83702	6.81687

TABLEAU hypothétique des combinaisons salines attribuées à un litre d'eau des sources de la Bourboule.

	SOURCES DE FENESTRE Par M. Duclaux, 1873.		SOURCE du GRAND-BAIN par M. LEFORT 1862
	SOURCE n° 1.	SOURCE n° 2.	GRAND-BAIN
	Gr.	Gr.	Gr.
Sulfate de chaux	0.0466	0.0787	0.1964
Chlorure de calcium...........	0.0511	0.0051	....
Chlorure de potassium.........	0.0533	0.0731	0.2353
Chlorure de sodium...........	0.5805	1.6320	3.3457
Bicarbonate de soude..........	0.7065	1.4007	2.2749
Bicarbonate de magnésie.......	0.0398	0.0538	....
Bicarbonate de fer.............	0.0065	0 0110	indices
Aoide carbonique libre.........	0.3257	0 8173	0.3852
Silice........................	0.0250	0.0460	traces
Matières organiques...........	0.0200	0.0250	traces
Arséniate de soude.............	0.0068	0.0078	0.0126
Chlorure de lithium...........	....	....	traces
Chlorure de cœsium, rubidium...	....	....	traces
Iodure et bromure de sodium....	....	....	traces
Alumine........................	....	....	0.0301
Total................	1.8816	4.1513	6.9043

Ces deux tableaux nous montrent que d'après la comparaison hypothétique qui précède, basée sur l'analyse chimique, les sources minérales de la Bourboule contiennent des proportions à peu près égales de bicarbonates et de chlorures et marquent le passage des eaux bicarbonatées mixtes, aux eaux chlorurées sodiques.

Les sources de Fenestre contiennent beaucoup moins de bicarbonate de soude et de chlorure de potassium ; les sels de magnésie y sont au contraire en proportion inverse, ainsi que le carbonate de fer à peine indiqué dans le tableau de M. Lefort, et qui donne à ces deux sources un goût ferrugineux assez prononcé.

L'analyse de l'Ecole des mines a été faite avec de l'eau envoyée en bouteilles, si les dépôts d'ocre que l'on voit dans les vasques des buvettes eussent été analysés aussi, on eût certainement trouvé une quantité plus considérable de carbonate et de crénate de fer et probablement aussi d'arséniate de fer (Château).

Il existe donc à la Bourboule indépendamment des sources arsenicales déjà si connues, deux sources ferrugineuses froides dans lesquelles l'arsenic est à dose moins élevée, mais sa proportion égale encore celle des sources minérales qui en contiennent le plus après la Bourboule.

Dosages de l'arsenic dans les stations thermales de France, où on lui a reconnu les proportions les plus élevées.

	Minéralisation.		Arséniate de soude.		
La Bourboule...............	6 gr.	975	0 gr.	014	(Lefort).
—		—	0 »	020	(Thénard).
— (Fenestre n° 1)..	1 »	8816	0 »	0068	(Duclaux).
— (Fenestre n° 2)..	4 »	1513	0 »	0078	(Duclaux).
Vichy (S. Lardy)	9 »	165	0 »	003	(Bouquet).
Mont-Dore (S. Magdeleine)...	2 »	080	0 »	0009	(Le fort).
Plombières (S. du Crucifix)...	0 »	283	0 »	0006	(O. Henry et Lhéritier).
—	—		0 »	0002	(Lefort).
Vals (S. Dominique)..........	1 »	74	0 »	003	(O. Henry).

Nous aurions pu joindre à ces sources celle de Bussang (Vosges) certainement très-arsénicale; mais nous ne connaissons pas le dosage de l'arsenic dans cette dernière.

Enfin M. Gubler a fait remarquer que les eaux de la Bourboule ont une *minéralisation très-analogue à celle du plasma du sáng*, qu'elles sont pour ainsi dire une *lymphe minérale du sang* sortant toute formée de la terre et attribue à cette analogie l'action très-reconstituante qu'elles exercent sur l'organisme, ainsi que la facilité avec laquelle elles sont assimilées par lui et lui font tolérer certains éléments comme le fer et l'arsenic, etc., qui manquent dans le sang et sont doués d'une action thérapeutique puissante.

Voici le tableau des sels minéraux du sang, donné par M. le professeur Robin (1).

Chlorure de sodium............	3 à 4 pour 1000.
— de potassium........	0,359 — —
Chlorhydrate d'ammoniaque....	
Sulfate de potasse............	
— de soude............	
— de chaux............	
Carbonate de potasse.........	
— de soude...........	1,200 — —
— de chaux..........	
— de magnésie........	
Phosphate de chaux des os... ⎫	
— de magnésie....... ⎬	
— basique de soude... ⎬	1,500 — —
— de potasse........ ⎬	
— de fer probablement. ⎭	
Silice.......................	

Si on compare les chiffres de M. Robin à ceux du tableau hypothétique des combinaisons salines de M. Le-

______

(1) Leçons sur les humeurs normales et morbides du corps de l'homme. Paris 1867, p. 78.

fort on voit que l'eau de la Bourboule représente approximativement toute la partie minérale du sang ; les
éléments prépondérants soude et chlorure de sodium
sont en effet les mêmes et en mêmes proportions.

De toutes ces analyses, on peut conclure que les eaux
de la Bourboule sont des eaux chlorurées sodiques
fortes, notablement bicarbonatées sodiques et gazeuses,
très-légèrement sulfureuses, arsenicales à un haut dé-
gré, enfin à température élevée. Elle ressemble à l'eau
du Mont-Dore comme eau à température élevée, à dégagement d'acide carbonique, à composition arsenicale
développée ; mais ce qui constitue la différence c'est que
les unes sont des eaux très-faiblement et les autres des
eaux très-fortement minéralisées (18 milligr. d'arséniate
de soude par litre, à la Bourboule ; 1 milligr. seulement
au Mont-Dore).

Supprimez la température des eaux du Mont-Dore, et
vous aurez, sinon détruit, au moins profondément altéré
la médication qu'elles représentent.

Supprimez la température de la Bourboule et vous aurez affaire à une médication amoindrie pour quelques
circonstances, mais qui se prêtera encore exactement
aux mêmes indications qu'auparavant.

Aussi les indications générales sont-elles toutes différentes : au Mont-Dore appartiennent surtout les troubles
fonctionnels, à la Bourboule les états organiques.

Nous avons dit précédemment que des travaux de
captage exécutés pendant l'hiver qui vient de s'écouler
dans les puits de la Compagnie, avaient eu pour résultat
d'augmenter la température et la minéralisation des
sources. Des analyses nouvelles viennent d'être faites
par l'Ecole des mines ; nous savons seulement qu'elles
donnent le dosage arsenical suivant : 13 milligrammes
d'arsenic par litre : les eaux de La Bourboule ne conte-

naient autrefois, d'après M. Lefort, que 0 gr. 014 d'arséniate de soude par litre (1862), et 0 gr. 018 d'après l'Ecole des mines (1870).

La minéralisation se trouverait donc augmentée dans des proportions considérables ; s'il en est véritablement ainsi, les doses d'eau minérale habituellement usitées à la Bourboule seraient devenues excessives, et leur administration devra désormais être entourée de précautions minutieuses. Depuis quelques années, la dose maximum de six verres avait dû être abaissée à quatre verres, peut-être y aura-t-il lieu de la diminuer encore ?

La dernière analyse des sources de la Compagnie nous faisant défaut, nous donnons au moins celle de la source Choussy, faite par l'Ecole des mines, le 31 juillet 1876, indiquant la proportion des acides et des bases contenues dans un litre d'eau :

Résidu fixe par litre.............	5	gr.	1400
Acide carbonique litre...........	8	»	3513
— — des carbonates..	1	»	3242
ACIDE ARSÉNIQUE (arsenic : 0,0075).	0	»	0115
Acide chlorhydrique.............	2	»	0447
Acide sulfurique................	0	«	1098
Silice..........................	0	»	0420
Oxide de fer....................	0	»	0053
Chaux..........................	0	»	0490
Magnésie.......................	0	»	0092
Potasse........................	0	»	0731
Soude	2	»	6395
Matières organiques.............	traces.		
LITHINE	traces très-notables.		
TOTAL.......	6	gr.	6596

L'ingénieur des mines, directeur du Bureau d'essai.

Signé : A. CARNOT.

CHAPITRE IX.

Les premiers essais de classification, comme les premiers essais d'analyse des eaux de la Bourboule, sont dus à Duclos (1670) et à Chomel (1738). Tous les deux divisent les eaux minérales en huit classes, et rangent la Bourboule dans la première classe, qui comprend les eaux chaudes dans lesquelles se trouve du sel ayant du rapport avec le sel commun (chlorure de sodium).

Avant eux, Pline avait partagé les eaux minérales en quatre classes, se rapportant à leur nature spéciale. Sa classification avait été adoptée par Vitruve. Charles Leroy (1758) et Monnet (1768) les divisent en trois classes; Raulin (1770) et Bergman (1780) en admettent quatre; mais il faut arriver jusqu'à Duchannoy (1) pour trouver enfin une classification en rapport avec les principes minéralisateurs essentiels, et les propriétés physiques des eaux. Il en forme onze classes. Deux ans plus tard, Fourcroy (2) réduisit les classes de Duchannoy à neuf.

Bouillon-Lagrange revient à la classification de Bergman. La découverte de l'iode fait supposer à Alibert qu'il convient de faire une classe distincte sous le nom d'eaux iodurées.

Osann (3) établit sept classes, divisées en vingt-quatre

---

(1) Duchannoy. De la connaissance des eaux minérales. Paris 1780.

(2) Fourcroy. Leçons élémentaires d'hist. naturelle et de chimie, leçon 43. Paris 1782.

(3) Osann. Physikal. méd. Darstallung der bekannten Heilquellen der vorzüglicher Lander Europas. Berlin 1829.

genres, et range la Bourboule parmi les eaux salines, minéralisées par le sel marin.

M. Chenu (1) fait connaître à son tour un classement qui comprend sept classes et quatorze genres, avec l'indication des principales substances minéralisantes.

L'Annuaire des eaux minérales de France (1851) admet six classes et place la Bourboule parmi les eaux chlorururées.

M. Durand-Fardel (2) et les auteurs du Dictionnaire général des eaux minérales (3) les divisent en cinq classes, partagées elles-mêmes en quinze divisions, et font de la Bourboule une eau chlorurée sodique bicarbonatée.

Mais pourquoi ne pas adopter le principe de classification des eaux sulfureuses et ferrugineuses qui consiste à les grouper sous la dénomination de leur principe thérapeutique le plus actif, plutôt que sous celui de leur élément le plus important, en volume et en poids, et pourquoi ne pas admettre franchement une classe d'eaux minérales arsenicales ou arseniquées ? On pouvait hésiter tant qu'un doute persistait sur la valeur médicale de l'arsenic dans les eaux minérales ; mais aujourd'hui, la valeur des arsenicaux comme modérateurs directs ou indirects de l'hématose, et comme spécifique dans beaucoup de maladies de la peau, est trop universellement reconnue, pour qu'on puisse méconnaître plus longtemps les propriétés de la solution arsenicale naturelle, lorsque la qualité du médicament est appréciable et déterminée, et que ses effets deviennent comparables à ceux d'une

(1) Chenu. Essai pratique sur l'action thérapeutique des eaux minéhales. Paris 1840.

(2) Etude sur une nouvelle classification des eaux minérales. In Annales de la Soc. d'hyd., XVII, p. 597.

(3) Durand-Fardel, Lebret, Lefort et J. François. Paris 1860.

préparation pharmaceutique analogue. L'eau de la Bourboule, par exemple, contient 0 gr. 014 d'arséniate de
soude par litre (Lefort), c'est-à-dire plusieurs fois autant
que la source arsenicale la plus minéralisée après elle :
L'arsenic doit être considéré comme un agent modificateur des plus puissants, et ce n'est pas là une opinion
particulière; il devient donc nécessaire de créer une
classe d'eaux arsenicales et de placer la Bourboule au
premier rang.

Les dernières analyses que nous venons de rapporter
accusent même une quantité d'arsenic bien supérieure à
celle qu'avait trouvée M. Lefort ; cependant l'arsenic
n'est pas le seul élément minéralisateur. Comme eaux
chlorurées sodiques, les eaux de la Bourboule peuvent
remplacer, pour nous, non-seulement les eaux d'Allemagne, autrefois si renommées, mais aussi les eaux
françaises de Bourbonne et de Balaruc. Enfin, nous
devons également signaler leur côté iodo-bromuré sodique.

CHAPITRE X.

Considérées dans leur action immédiate, les eaux de La Bourboule sont un stimulant énergique, dont les effets ne se font jamais attendre plus de quelques jours; au point de vue des effets ultérieurs et prolongés, ces eaux doivent être rangées dans la classe des médicaments altérants, et sont profondément reconstituantes.

1. *Effets produits sur l'appareil digestif.* — Lorsque les fonctions digestives se trouvent en bon état, l'eau de la Bourboule est généralement bien tolérée, cependant les personnes qui en prennent avec excès ont quelquefois des évacuations plus abondantes, qui ne sont même pas en rapport avec la quantité d'eau ingérée. Chez les anémiques, chez les dyspeptiques atones, il se produit une sensation de tiraillement à l'épigastre, et une augmentation sensible de l'appétit.

Ceux même qui ne digèrent l'eau de la Bourboule qu'avec peine, ne tardent pas, lorsqu'ils continuent à la prendre, à recouvrer le rétablissement de leurs fonctions digestives.

L'eau minérale transportée, ou simplement refroidie, est plus difficilement digérée, si le malade n'a pas la précaution d'en fractionner les doses et de la faire réchauffer au bain-marie.

Malgré l'air vif de la vallée, et cette première excitation une fois passée, l'appétit diminue plutôt qu'il ne se développe, sans qu'il en résulte ni amaigrissement, ni déperdition de forces. *Ces eaux nourrissent*, disent les uns ; la digestion des autres se trouve ralentie et ils éprouvent, après leur verre d'eau réglementaire, une sensation de plénitude assez gênante ; mais à moins de débuter par des doses extrêmes, il ne se produit jamais de vomissement.

Dès le début du traitement, il y a une augmentation de la soif, et chez certains, une sensation d'acidité gutturale, accompagnée de constriction légère. Cette sensation de chaleur peut également avoir pour siége l'œsophage et l'estomac.

Les mêmes phénomènes se produisent du côté de l'intestin. Les fonctions intestinales sont plus lentes, et parmi les malades la constipation est un des événements les plus fréquents, à tel point qu'ils sont obligés de faire usage de médicaments laxatifs.

Les eaux de la Bourboule ne purgent que les personnes exceptionnellement prédisposées à la diarrhée, à moins d'ingestion immodérée ; il se produit alors une diarrhée par indigestion, une sorte de lavage du tube digestif ; mais il faut bien boire sept ou huit verres dans une matinée pour obtenir ce résultat, et c'est une purgation tellement fatiguante, qu'il est bon de l'épargner aux malades.

M. le Dr Choussy a vu l'eau de la Bourboule déterminer des dérangements d'entrailles, chez des personnes qui étaient venues en user immédiatement après avoir fait une autre cure, les unes à Chatelguyon, les autres à Luchon, et ces dernières ont même présenté un léger appareil fébrile avec une grande agitation pendant la nuit. M. Choussy attribue ce résultat à ce que l'élément sulfureux de Luchon, au contact de la soude apportée par l'eau de la Bourboule, forme du sulfate de soude dont on connaît l'action purgative.

Lorsqu'un malaise quelconque se produit du côté de l'estomac ou de l'intestin, c'est du repos seul qu'il faut attendre son apaisement : qu'on diminue, au besoin qu'on suspende la boisson, et tout se dissipe en vingt-quatre ou quarante-huit heures (Choussy).

Dans quelques cas, l'application d'une ceinture de flanelle ou d'un large plastron peut être utile pour faire cesser un dérangement de corps, sans qu'il soit nécessaire d'employer en même temps un agent pharmaceutique.

L'eau de la Bourboule paraît enfin produire, dans quelques cas, une congestion assez notable du foie ; M. Choussy cite l'observation de trois malades envoyés à cette station par M. le Dᵣ Bourgade (de Clermont) ; ces malades n'avaient usé de l'eau minérale qu'en boisson, et vers le septième ou le huitième jour de la cure, ils ont éprouvé, du côté du foie, des accidents inflammatoires aigus, qui se sont ensuite prolongés pendant plusieurs semaines, et ont fini par amener une hépatite suppurée.

Est-ce là une simple coïncidence? ou faut-il, comme le pense M. Peironnel, proscrire, d'une manière absolue. tous les malades atteints de maladies du foie? C'est ce que l'avenir nous apprendra peut-être.

II. *Effets produits sur la circulation et la nutrition en général.* — Il y a certainement une stimulation sensible des organes essentiels de la circulation, stimulation plus ou moins accentuée, suivant la susceptibilité des sujets; mais il faut distinguer les effets obtenus par des douches et des bains chauds, etc. ; effets qu'on obtiendrait, sans doute, tout aussi bien avec une autre eau chaude quelconque, de ceux qui sont propres à l'eau minérale. étant seulement produits par la boisson.

Les premiers consistent dans l'excitation du cœur et des gros vaisseaux ; ils sont dus à l'action de la température et de la percussion dans les douches, mais non pas à l'action spéciale de l'eau minérale ; M. Peironnel croit cependant que, dans cette circonstance, l'arsenic agit comme agent sthénique des fibres musculaires du cœur et des gros vaisseaux.

Les effets produits par la boisson, auxquels les moyens balnéaires impriment seulement des modifications en plus ou en moins, doivent surtout nous occuper. Ils se manifestent en même temps que les phénomènes d'excitation stomachale et portent presque exclusivement du côté des *petits vaisseaux et des capillaires*. Leur action sur la nutrition générale est donc assez immédiate.

Les dispositions congestives s'acccentuent ; les couperoses acnéïques du visage s'empourprent, et sans que l'impulsion cardiaque soit sensiblement augmentée les malades un peu impressionnables éprouvent une sensation de chaleur aux extrémités et à la face ; ceux qui ont des pharyngites chroniques accusent de la chaleur et de la gêne à la gorge, ce qui les porte à boire et à tousser davantage (1).

Les sécrétions catarrhales du larynx et des bronches diminuent légèrement, il peut en résulter un certain degré de rudesse dans la voix, et les crachats sont plus adhérents et quelquefois striés de sang à la suite d'efforts de toux.

Tous ces phénomènes congestifs doivent être attentivement surveillés, car ils peuvent être le point de départ d'accidents graves pour les malades ; hémoptysies chez

(1) Choussy. Effets physiologiques de l'eau de la Bourboule. Paris 1873.

Le travail de M. Choussy nous a été d'un grand secours pour la rédaction de ce chapitre ; nous lui avons fait des emprunts fréquents.

les phthisiques, poussées inflammatoires autour des tu
bercules, métrorrhagies ou épistaxis chez des anémiques
prédisposés, etc. Ces manifestations hémorrhagiques ne
tardent pas au contraire à disparaître, lorsque les malades
sont dociles et le traitement dirigé avec circonspec-
tion. (Choussy.)

Les affection locales commencent alors à s'amender
et les accidents fluxionnaires sont immédiatement suivis
de résolution. Dans les maladies de la peau, les boutons
et les papules s'affaissent, les tissus, d'abord gonflés et
rouges, reprennent leur souplesse, les sensations de
brûlure et d'élancement sont remplacées par un prurit
franc.

Les sécrétions muqueuses deviennent plus abondantes
et se détachent plus facilement. La teinte violacée des
pharyngites chroniques disparaît et les points conges-
tionnés du poumon se dégorgent, etc.

De nouvelles poussées congestives peuvent avoir lieu
pendant le cours du traitement; si elles ne sont pas le
résultat d'un écart de régime ou du traitement, elles
ne font qu'entraver momentanément la résolution de-
finitive, mais on doit les redouter chez tous ceux qui
sont menacés d'une hémorrhagie, pulmonaire, utérine, etc., dans tous les cas de palpitations cardiaques
et dans les affections organiques du cœur.

Quels sont maintenant les phénomènes plus complexes
qui s'accomplissent dans l'intimité des tissus et que nous
ne pouvons apprécier que par leurs conséquences? Pour
arriver à connaître les modifications qu'ils apportent à
la nutrition générale, il faudrait analyser les produits
de désassimilation et d'élimination rejetés par l'urine, la
sueur, l'expectoration. Ce travail n'a pas encore été fait.

Cependant on ne peut pas contester aux eaux de la
Bourboule leur action puissamment reconstituante. Les

anémiques décolorés reprennent de la force en faisant des globules sanguins ; les diabétiques et les albuminuriques sont remontés ; les ulcérations tendent à se cicatriser, les cicatrices vicieuses à se raffermir ; les enfants rachitiques voient leurs os se consolider, et ceux dont une partie du corps a subi un arrêt de développement regagnent peu à peu ce qui leur manquait : les ganglions tuméfiés entrent en résolution, les périostites et les ostéites chroniques tendent à disparaître, les séquestres se détachent, les roideurs et les déformations articulaires sont attenuées sinon guéries, etc. Chez les sujets jeunes, on constate un accroissement positif de l'embonpoint, constrastant souvent avec la modicité du régime ; quant au sujets âgés, chez qui l'accumulation du tissu graisseux témoigne seulement d'un amoindrissement de la vitalité, on les voit se débarasser de ce produit d'un ordre inférieur et reconquerir, en même temps, l'intégrité de leurs fonctions. (Choussy.)

En résumé, l'eau de la Bourboule possède donc une action excitante, stimulante, précédant l'action altérante définitive.

III. *Effets produits sur les organes respiratoires.* — Peu accentués chez les personnes qui ont ces organes parfaitement sains, ces effets ne sont facilement appréciables qu'à l'état pathologique. Nous venons de voir qu'il se produisait vers le cinquième jour du traitement des poussées fluxionnaires du côté du pharynx, du larynx et des poumons, que des hémoptysies pouvaient eu être la suite ou devenir plus abondantes lorsqu'elles existaient, etc.; la toux rendue plus fréquente par la sécheresse de la gorge, peut également favoriser ces crachements de sang ; mais ces phénomènes congestifs sont de courte durée, et la matité relative, l'obscurité du murmure respiratoire qu'on observait aux sommets dans les cas de tuberculose commençante, la résonnance de la voix, etc., ne tardent pas à diminuer, ainsi que les sensations douloureuses qui les accompagnaient, telles que toux, dyspnée, scapulalgie, etc. Chez les tuberculeux, à une période plus avancée, on voit les crachats changer de nature et s'ils sont encore susceptibles d'amélioration, la toux s'apaise et finit par ne plus se produire qu'autant qu'il est nécessaire pour assurer l'expectoration.

En général, chez tous les malades qui suivent un traitement à la Bourboule, la respiration devient plus ample, plus profonde, plus complète; et certains herpétiques, qui, même en prenant les plus grandes précautions, sont exposés à contracter des angines et des bronchites sous l'influence la plus légère, voient cette disposition se modifier complètement.

Lorsque la dyspnée est liée à un état organique, ces poussées congestives peuvent donner lieu à de véritables accès d'asthme; la dyspnée s'accentue, mais ne tarde pas à s'apaiser sous l'influence d'un traitement bien dirigé; il faut alors diminuer la dose d'eau minérale.

Les effets remarquables produits par l'eau de la Bourboule sur les organes de la respiration sont dus à deux causes, d'abord à son action reconstituante, ensuite à l'arsenic qu'elle contient. Le docteur Martin-Damourette à constaté, en effet, que l'haleine des malades auxquels il administrait l'eau de la Bourboule, avait une odeur d'ail, caractéristique de l'hydrogène arsénié; la façon dont s'élimine l'arsenic explique suffisamment son action élective bien comnue sur les voies respiratoires.

IV. *Effets produits sur le système nerveux*. — Nous ne reviendrons pas sur les sensations particulières produites par l'ingestion de l'eau de la Bourboule; les sensations de chaleur, et les élancements qui accompagnent les phénomènes fluxionnaires déterminés par le traitement ont été également décrits. Il y a encore un redoublement momentané des myosalgies et des névralgies, et d'après M. Choussy, cette médication semble être comme une pierre de touche qui fait apparaître les douleurs rhumatismales qui n'étaient pour ainsi dire qu'en germe. Ces douleurs s'apaisent habituellement bien avant la fin de la cure, et le malade reste ensuite pendant assez longtemps beaucoup moins disposé à en contracter de semblables. (Choussy.)

Les démangeaisons produites par quelques affections de la peau, par l'eczéma herpétique en particulier, augmentent en général après quelques jours de traitement interne et acquièrent souvent une intensité insupportable, mais cette sensation, accentuée surtout pendant la nuit et pouvant empêcher complètement le sommeil, finit par décroître et disparaître lorsqu'on continue l'usage des bains et de l'eau en boisson. Le prurit des affection parasitaires, au contraire, n'est pas augmenté; quelques lotions le font cesser.

L'excitation produite par l'eau de la Bourboule rend le sommeil plus léger, mais l'énergie musculaire et l'aptitude à la marche sont manifestement accrues.

Les convulsions choréiques et épileptiques sont quelquefois calmées; faut-il attribuer ce résultat à la médication reconstituante, lorsque ces affections sont liées à un état cathectique? ou bien faut-il voir là un effet de sédation marquée produit sur le cervelet et fréquemment observé par M. Peironnel?

V. *Effets produits sur la peau.* — L'eau de la Bourboule est onctueuse, comme nous l'avons vu en parlant des propriétés physiques, elle est très-limpide, elle assouplit et blanchit la peau; son premier effet est de la débarrasser des produits parasitaires, des croûtes et des écailles déposées à sa surface.

Après quelques jours d'usage des bains, les fonctions de la peau se réveillent, la moiteur s'établit volontiers, et après sept ou huit jours de traitement M. Choussy a constaté deux fois dans la sueur cette odeur alliacée déjà signalée dans l'haleine des malades par M. Martin-Damourette.

Nous avons dit que les démangeaisons des affections cutanées prurigineuses et non parasitaires étaient quelquefois tellement exaspérées, qu'on était obligé de suspendre le traitement. Les poussées inflammatoires qui se produisent dans tous les organes sont surtout visibles dans les affections cutanées congestives, comme la couperose et le lupus érythémateux, et leur coloration causée par un excès de vascularisation est un des derniers symptômes à disparaître.

VI. *Effets produits sur l'appareil génito-urinaire.* — Comme les préparations arseniquées, les eaux de la Bourboule émoussent chez le plus grand nombre l'initiative du désir vénérien. Elles sont anaphrodisiaques. En revanche, elles modifient peu les organes urinaires. Au bout de quelques jours, on constate que l'urine est alcalinisée. La sécrétion urinaire semble ne s'accroître que dans la juste proportion du volume d'eau que l'on a absorbé. (Peironnel.)

Voici d'ailleurs, d'après M. Peironnel, un résumé des principaux phénomènes produits par l'administration de l'eau de la Bourboule :

1º Augmentation de la soif dès les début du traitement.

2° Chez certains, sensation d'aridité gutturale accompagnée de contriction légère.

3° Augmentation de la sécrétion urinaire.

4° Augmentation de l'appétit pendant les premiers jours.

5° Diminution pendant la durée de la cure.

6° Appétit presque nul chez certains sujets, sans qu'il en resulte ni amaigrissement, ni déperdition de forces.

7° Sensation de chaleur dans l'œsophage et l'estomac.

8° Douleur épigastrique sourde mais permanente.

9° Un peu de colique.

10° Rarement diarrhée avec doses ordinaires, le plus souvent constipation.

11° Excitation nerveuse appréciable.

12° Insomnie.

13° Augmentation de la contractilité des muscles de la vie organique et de la vie de relation.

14° Aptitude à la marche manifestement accrue.

15° Accroissement positif de l'embonpoint; contrastant chez quelques personnes avec la modicité du régime.

Administrées d'une manière intempestive, les eaux de la Bourboule peuvent produire des accidents.

« J'ai administré, dit M. Gailleton, chirurgien de l'Antiquaille à Lyon, les eaux de la Bourboule transportées à la dose d'un verre à trois bouteilles par jour. A dose élevée, elles déterminent de l'embarras gastrique, de la diarrhé, quelquefois de la constipation, et produisent assez souvent les effets physiologiques de l'arsenic : chaleur et démangeaisons à la peau, rougeur des conjonctives (1). »

(1) Gailleton. Traité élémentaire des maladies de la peau, p. 141.

Dans une lettre publiée en 1874 dans *El siglo medico,* un médecin espagnol signale à ses confrères les dangers auxquels ils s'exposent en ordonnant l'eau de la Bourboule comme une simple eau de table.

M. le docteur Pronowski, ancien médecin de la Bourboule, est parvenu à produire sur lui-même une poussée aigüe de furoncles, en prenant tous les jours une dose croissante d'eau de la Bourboule Il n'avait jamais eu de furoncles jusqu'alors, et n'en a pas eu depuis. (Vérité.)

Un malade soigné par M. le Dr Onimus a présenté, après quelques jours de traitement, une véritable saturation arsenicale. Deux verres d'eau de la Bourboule lui causaient de la douleur dans la région du foie et une perte absolue d'appétit avec langue saburrale. M. Vérité, qui rapporte ce fait, fit suspendre le traitement, après avoir constaté, par la répétition des accidents, que ce n'était pas une simple coïncidence.

C'est sans doute un fait exceptionnel; cependant, quoiqu'en dise M. Richelot, les éruptions arsenicales sont loin d'être inconnues à la Bourboule.

M. Peironnel a observé des phlegmons, des abcès, des érisypèles. Les autres médecins de la Bourboule ont aussi signalé ces érysipèles que M. le docteur Vérité propose d'appeler *lymphites réticulaires*, parce que la fièvre ne précède pas l'éruption, mais apparaît *en même temps* que la rougeur et la tensiondes tissus.

M. Vérité signale encore l'*urticaire* et cite l'observation d'une de ses parentes qui prit, pendant deux mois, un peu malgré lui, « deux verres d'eau de la Bourboule par jour; elle fut surprise, après ce temps, d'une façon subite et sans prodrômes, par l'invasion rapide de larges placards *papulo-érythémateux.* Les papules rouges, fugaces, siégèrent sur toutes les parties « du corps ; un doigt ressemblait à un gros bourrelet, ou une joue gonflée figurait une fluxion. Le prurit fut intense, excepté sur les paupières, qui restèrent gonflées plus longtemps.»

Nous rappellerons enfin les poussées et les fendillements qui se produisent sur les plaques d'eczéma arthritique, après les premiers jours de la cure thermale.

CHAPITRE XI.

DE LA MÉDICATION ARSENICALE ET CHLORURÉE SODIQUE. INDI-
CATIONS ET CONTRE-INDICATIONS DES EAUX DE LA BOURBOULE
LEUR SPÉCIALITÉ D'ACTION.

L'arsenic a été connu dès l'antiquité comme médicament et comme poison. Nos deux premiers maîtres en
matière médicale, Dioscoride et Pline, n'ont eu garde
de l'oublier et signalent ses principales propriétés. Déjà
l'influence favorable des arsenicaux était constatée sur
les toux opiniâtres, les dyspnées, les affections de la voix
et des organes respiratoires (Dioscoride, liv. V, chap.
cxxi et cxxii. — Celse, liv. VI, chap. VI. — Galien,
liv. IV, chap. iii. — Pline, liv. XXXIV, chap. xviii.

Le galénisme, léguant aux Arabes ses doctrines et ses
pratiques, leur mit en mains les préparations arsenicales
dont ils usèrent dans les affections de poitrine en fumi-
gations et en potions.

Au moyen âge l'arsenic n'entrait guère que dans les
arcanes ou les recettes empiriques des charlatans, lorsque Paracelse le retira de l'oubli et proclama ses propriétés curatives.

Enfin, l'efficacité des diverses préparations arsenicales
dans le traitement des maladies herpétiques et des fièvres
intermittentes fut mise hors de doute par les observations
de Monro, Jacobi, Thomas Fowler, Robert Willan,
Richard Pearson, etc. La France adopta un peu plus
difficilement la médication arsenicale, mais Fodéré et
plus récemment MM. Cazenave, Gibert, Devergie, Bou-
din ne tardèrent pas à propager cette pratique empruntée
à l'Allemagne et à l'Angleterre.

L'arsenic et ses composés se rencontrent dans beaucoup d'analyses d'eaux minérales, mais son origine géologique n'est pas encore bien déterminée. On suppose qu'il serait le produit de l'oxydation des pyrites qui subissent une combustion lente sous l'action des volcans (Blondeau) ; d'autres minéraux oxydés doivent fournir une petite proportion d'arsenic aux eaux qui les traversent (Lefort).

Les réactions qui s'opèrent entre le sein de la terre et le point d'émergence de la source impriment sans doute à ce corps la forme sous laquelle il apparaît dans les résultats de l'analyse (Lebret).

L'observation des effets physiologiques et thérapeutiques des eaux de la Bourboule est en harmonie avec nos connaissances sur les propriétés des arsenicaux : ne prescrit-on pas l'acide arsénieux dans les affections catarrhales des voies respiratoires, dans la tuberculose, dans les maladies de la peau ou des muqueuses dépendant de l'herpétisme, dans la fièvre intermittente ? Il est certainement inférieur à la quinine comme fébrifuge. Son véritable rôle dans les affections palustres paraît être celui d'un sédatif, d'un reconstituant indirect, et l'opportunité de son emploi existe dès qu'il s'agit non plus de combattre la fièvre mais d'en effacer les traces, de restaurer un organisme épuisé et de le mettre autant que possible à l'abri des rechutes (Gubler).

C'est également comme modificateur de la nutrition que paraît agir l'arsenic dans les affections constitutionnelles ou cachectiques ; on ne peut pas s'empêcher non plus de lui reconnaître un certain degré d'électivité d'action, soit sur les poumons, soit sur les muscles respirateurs, il active en effet la respiration, la rend plus complète, plus ample, empêche ou combat l'essoufflement et facilite l'hématose. Ces propriétés de l'arsenic sont bien connues

des toxycophages, des marchands de chevaux et des co-
chers de grandes maisons. Ils en mêlent une bonne prise
en poudre à l'avoine, où ils en enveloppent un morceau de
la grosseur d'un pois dans du linge, et l'attachent au
bridon lorsque le cheval est harnaché ; la salive dissout
peu à peu le toxique. L'aspect luisant, rond et élégant
des chevaux de prix, et surtout l'écume blanche de la
bouche proviennent ordinairement de l'arsenic, qui augmente, comme on sait, la salivation. Les charretiers,
dans les pays montagneux, mettent fréquemment une
dose d'arsenic dans les fourrages qu'ils donnent aux
chevaux avant une montée laborieuse.

Dans certaines parties de la basse Autriche et de la
Styrie, les paysans ont l'habitude de prendre à certains
intervalles des doses de plus en plus élevées d'un composé arsenical (c'est ordinairement du sulfure, orpiment,
ou de l'acide arsénieux). Ils l'achètent sous le nom de
Hedri, aux herboristes ambulants, à des colporteurs qui
l'acquièrent, à leur tour, des ouvriers des verreries hon-
groises, ou des vétérinaires, des charlatans (etc.).

Les toxycophages atteignent un double but ; ils se
donnent par cette pratique dangereuse de la fraîcheur
et de l'embonpoint, aussi observe-t-on surtout cet usage
parmi les jeunes sujets ; ils veulent enfin se rendre plus
légers, c'est-à-dire faciliter la respiration pendant la
marche ascendante : à chaque longue excursion qu'ils
doivent faire dans les montagnes, ils ont soin de prendre
un petit morceau d'arsenic, qu'ils avalent avec une
bouchée de pain, ou qu'ils laissent fondre dans leur
bouche. L'effet en est surprenant, dit M. Tschudi (1) ; ils
gravissent alors aisément des hauteurs auxquelles ils ne

(1) In Journal de la Soc. des sciences médicales et nat. de Bruxell
mai 1854.

sauraient atteindre qu'avec la plus grande peine sans cette pratique.

La dyspnée des asthmatiques et le catarrhe suffocant sont atténués par l'emploi des arsénieux, car ils augmentent la sécrétion de la muqueuse bronchique en même temps qu'ils calment les mouvements respiratoires, probablement en modérant le pouvoir réflexe qui préside à leur fonctionnement.

Dans la phthisie, l'acide arsénieux, en vertu de ses propriétés reconstituantes et sans attaquer directement le tubercule, relève l'énergie vitale à toutes les périodes de la tuberculisation et augmente ainsi les conditions de curabilité et les chances de guérison de cette maladie. Il enraye quelquefois sa marche et soulage du moins les malades, ainsi que le constatent les observations de Trousseau, Jandras, Wahu, Garin, Millet, Isnard, etc.

Dans un mémoire adressé au mois de janvier 1868 à l'Académie de médecine, M. Moutard-Martin conclut de ses recherches :

« Que la médication arsenicale a une action positive sur la phthisie pulmonaire ; que dans un grand nombre de cas même de phthisie avancée avec fièvre, l'état des malades s'est favorablement modifié….; enfin, qu'un certain nombre de guérisons doit être attribué à cette médication, qui serait plus riche en succès si les malades ne se croyaient pas trop tôt guéris et avaient plus de persévérance (1). »

L'arsenic absorbé s'élimine par la surface cutanée, en modifie la vitalité (Rabuteau), et c'en est assez, au point de vue des affections squameuses, du psoriasis, dont M. Bazin a constaté la guérison durable à la suite de cures de la Bourboule. Les composés arsenicaux con-

(1) Bulletin de l'Acad de méd. 1868·

viennent pour toutes les lésions cutanées placées sous
la dépendance de l'herpétisme et de la scrofule. M.Bazin
prétend qu'il n'en est plus de même pour les dermatoses
qui se développent sous l'influence de l'arthritis. D'une
manière générale, les arsenicaux et les eaux de la Bourboule conviennent plutôt aux états chroniques qu'à l'état
aigu des maladies herpétiques; elles réussissent par
exemple dans l'eczéma chronique et non dans l'eczéma
aigu; elles contribuent particulièrement à la cure des
formes sèches, des formes squameuses surtout, telles
que le psoriasis et la lèpre vulgaire. L'ichtyose même,
si souvent incurable, a paru quelquefois amendée par
le traitement arsenical.

L'arsenic est loin de posséder contre le virus syphilitique une puissance égale à celle du mercure; c'est
toujours à ce dernier qu'ont été favorables les essais
comparatifs faits avec impartialité. Cependant l'action
altérante de l'arsenic peut, à un moment donné, agir
soit contre l'intoxication syphilitique, soit au moins
contre quelques-unes de ses manifestations. Ce moment
ne correspond ordinairement qu'à la période tertiaire de
la maladie; après le mercure, après l'iode, l'arsenic
vient quelquefois achever la cure; et, nouvelle preuve
de son action élective sur la peau, ce sont surtout les
syphilides qui avaient résisté aux traitemens antérieurs,
que l'on voit céder à l'influence de l'arsenic.

Nous trouvons encore dans les névroses un large
champ d'application des préparations arsenicales; et
tout en faisant la part des exagérations et des insuccès,
il est juste de reconnaître que, dans un grand nombre
de circonstances, ces préparations régularisent les actions nerveuses d'une manière remarquable. Sous leur
influence, tantôt c'est la douleur qui se calme, tantôt ce

sont des spasmes ou des convulsions plus ou moins énergiquement réprimés.

Parmi les lésions nerveuses qui obéissent souvent à l'action modificatrice de l'acide arsénieux, nous citerons particulièrement : la gastralgie (Bretonneau, Wahu, Millet); l'histéralgie (Millet); la chorée (Alexander, Girdlestone, Romberg, Reese, etc.); où l'arsenic paraît surtout convenir, d'après Aran, dans les cas rebelles, opiniâtres, avec formes bizarres et anormales; l'asthme (Ettmüller, Alexander, Moscati, Trousseau, Millet, Massart); la coqueluche, dont l'arsenic tendrait à abréger la durée d'après M. Millet.

Il ne faut guère compter sur ce médicament dans l'hystérie et encore moins dans l'épilepsie. L'ataxie locomotrice paraît également lui résister.

L'arséniate d'antimoine préconisé contre les maladies du cœur, nerveuses ou autres par M. Papillaud, doit probablement son action plutôt à l'arsenic qu'à l'antimoine; cependant, en nous reportant aux effets physiologiques des eaux de la Bourboule, nous voyons qu'elles sont formellement contre-indiquées dans les maladies cardiaques et dans toutes les maladies à forme congestive quelles tendraient plutôt à aggraver.

Toutes les actions que nous venons de passer en revue peuvent se reproduire en traits thérapeutiques dans l'application des eaux arséniquées de la Bourboule, qui comme eaux reconstituantes peuvent également être employées avec avantages dans le traitement de la chlorose et de l'anémie.

Dans une leçon clinique faite à l'Hôtel-Dieu (28 novembre 1866), M. Gueneau de Mussy dit qu'il y a « un médicament qui semble doué d'une puissance remarquable pour relever le travail nutritif, pour activer les fonctions d'hématose, et qui exerce une action incontestable sur le système nerveux du grand sympathique. »

« Ce médicament, c'est l'arsenic. »

« Il semble avoir une propriété spéciale pour la curation du rhumatisme chronique, de la cachexie arthritique, et, depuis longtemps, l'expérience a consacré son efficacité dans le bronchite, l'asthme, la laryngite et même dans la tuberculose où se dessine un élément arthritique. »

« Depuis longtemps on envoyait aux eaux du Mont-Dore les malades atteints de ces différentes affections, quand la chimie est venue révéler la présence de l'arsenic dans les eaux du Mont-Dore.

Il y a près du Mont-Dore une eau dont la minéralisation est bien plus riche, et dont la composition chimique est exceptionnelle, unique même en Europe, c'est l'eau de la Bourboule...... »

« Sans doute l'eau de la Bourboule ne va pas détrôner les autres eaux minérales qui sont déjà en possession d'une juste notoriété. Elle ne fera pas tort à l'eau du Mont-Dore, sa voisine et sa parente en minéralisation. Mais elle sera une note nouvelle dans la gamme thermale à laquelle appartiennent le Mont-Dore, Ems et Royat. Ces différentes eaux peuvent répondre à certaines nuances de constitution et d'état morbide, auxquelles le tact du médecin doit savoir les adapter. »

Comme eaux chlorurées sodiques, les eaux de la Bourboule empruntent au chlorure de sodium les qualités de substance éminemment dialysable, stimulante des fonctions digestives, propre à l'hématose, qui caractérisent le *sel marin* et en font un tonique général en même temps qu'un évacuant et un diurétique, selon les doses auxquelles il est ingéré et absorbé.

« Cette action stimulante et reconstituante du sel marin est démontrée par plusieurs ordres de preuves : d'une part, la souffrance des organismes privés de cet aliment, comme cela s'est vu dans la guerre de l'indépendance Américaine et même à la fin du lamentable siége de Metz ; d'autre part, la santé florissante des mineurs de sel gemme (Guérard) et la belle apparence des génisses et des jeunes taureaux auxquels on donne une bonne ration de sel (Boussingault) (1). »

Le chlorure de sodium produit également de bons effets dans quelques maladies chroniques et les eaux de la Bourboule doivent êtes prescrites dans les affections lymphatiques et scrofuleuses, notamment dans les états pathologiques qui peuvent se développer sous l'influence de la scrofule, tels qu'engorgements ganglionnaires, lésions articulaires et osseuses, scrofulides de la peau, inflammation chronique des muqueuses nasale, palpébrale, oculaire, et, en général, toutes les fois qu'il semble urgent de relever les forces de l'économie et de favoriser un travail de renouvellement dans la nutrition.

« Le chlorure de sodium excite les systèmes lymphatique et glandulaire et améliorc la nature de leurs sécrétions. Il a une action spécifique stimulante et fortifiante sur toutes les membranes muqueuses dont il augmente les sécrétions tout en les améliorant : aussi est-ce un des meilleurs moyens dont on puisse faire usage pour la nutrition et pour fortifier la constitution des femmes, des enfants et des sujets faibles, irritables et délicats. C'est le fondant par excellence des engorgements lymphatiques. En outre, les eaux chlorurées produisent sur le système nerveux des effets toniques et depuis longtemps elles jouissent d'une réputation méritée contre les paralysies des membres (Herpin de Metz. — Pradier). »

(1) Gubler. Commentaires thérapeutiques du Codex.

« La présence du bicarbonate de soude et du chlorure de sodium dans les eaux de la Bourboule rend leur action plus stimulante, moins irritante et en fait un résolutif des plus puissants, grâce à la grande élévation de leur température. »

« Par l'addition de l'arsenic, ces eaux reçoivent un surcroît de puissance et d'énergie spéciales dans les affections cutanées et pulmonaires de nature herpétique (Pradier). »

Dans un mémoire qu'il fit présenter à la Société de thérapeutique par M. Mialhe, M. le docteur Richelot, prétend qu'il y a antagonisme entre l'arsenic et le chlorure de sodium.

Cette opinion n'est pas nouvelle, et M. le professeur Gubler qui l'a émise le premier depuis longtemps déjà, mais en lui donnant une signification beaucoup plus restreinte, ajoute que : « l'antagonisme entre le chlorure de sodium et l'arsenic n'est que partiel ; il a lieu uniquement sur la combustion respiratoire, l'arsenic la modérant, et le chlorure de sodium la favorisant comme tous les sels neutres.

En thérapeutique, l'antagonisme, entre deux principes actifs, n'est jamais complet ; on trouve toujours que certains de leurs effets sont synergiques ou différents. C'est évidemment ce qui a lieu pour l'arsenic et le chlorure de sodium réunis dans l'eau de La Bourboule. » A la Société d'hydrologie M. Gubler avait ajouté : « Lorsque les deux médicaments, arsenic et chlorure de sodium, sont pris concurremment, d'une façon lente et continue dans un but de modifications profondes de l'économie, lorsqu'ils sont pris, en un mot, comme altérants, je crois que bien loin d'être antagonistes l'un de l'autre, ils se prêtent, au contraire, un mutuel concours (1). »

De récentes discussions ont eu·lieu à la Société d'hydrologie à propos de la médication arsenicale, je n'en dirai que quelques mots. M. Richelot réclame ce titre pour le Mont-Dore et le refuse à La Bourboule.

Les quantités d'arsenic qu'elles contiennent ont été comparées et nous venons de voir ce que devient l'antagonisme.

La dose d'arséniate de soude la plus minime qu'on puisse administrer est au moins de 1 milligr. MM. Moutard-Martin et Bouchut ont employé ce sel depuis 5 milligr. jusqu'à 2 centigr. et demi sans avoir jamais observé d'accidents.

Comme l'eau du Mont-Dore renferme par litre 1 mil. d'arséniate de soude (analyses de Thénard et Lefort). M. Richelot pour administrer à ses malades 1 milligr. de sel leur fera avaler un litre d'eau. Nous voilà loin des 20 ou 25 milligr. de MM. Moutard-Martin et Bouchut !

En résumé La Bourboule est un altérant des fonctions d'assimilation et les indications thérapeutiques de ses eaux ressortent tout entières de leur composition chimique ; leur spécialité d'action s'étend à *toutes les maladies qui ont un lien de parenté avec le lymphatisme et la scrofule.* Si elles ont des rivales pour le traitement des affections rhumatismales et névralgiques, elles ne cèdent le pas à aucune autre pour le traitement des maladies placées sous l'influence de l'herpétisme.

Utiles et même indispensables dans un grand nombre de maladies chroniques, les eaux de la Bourboule se-

(1) Annales de la Soc. d'hydr., t. XX. p. 113.

raient nuisibles et pourraient produire des accidents graves dans le cours des maladies aigües ; elles sont également contre-indiquées dans les maladies organiques du cœur et des gros vaisseaux, dans la diathèse goutteuse très-prononcée, dans toutes les prédispositions apoplectiques, etc., la suractivité fonctionnelle étant redoutable en pareils cas.

CHAPITRE XII.

Boisson. — L'usage interne des eaux fait partie intégrante de la thérapeutique thermo-minérale.

Lorsque les sources des Fièvres et de la Rotonde existaient, leurs eaux servaient seules à l'usage de la buvette et de l'exportation.

Nous avons dit de quelle façon elles avaient disparu en 1869, depuis cette époque on se sert pour cet usage, dans les deux établissements de l'eau des puits qui alimentent les bains et les douches, il y a cependant les sources tempérées de Sedaiges et de la plage et les sources froides de Fenestre, mais elles servent plutôt à tempérer les bains.

Les verres usités dans les buvettes de la Bourboule contiennent 200 grammes de liquide, et d'après M. Peironnel la plus haute dose à laquelle on puisse prendre cette eau minérale est de cinq à six verres dans les vingt-quatre heures; mais la minéralisation ayant augmenté, les malades peuvent rarement aller au-delà de quatre verres.

La dose moyenne est de deux à trois verres.

On commence par administrer un demi-verre le matin, autant le soir, en augmentant successivement la dose.

Dans une discussion soutenue à la Société d'hydrologie, M. Réveil a prétendu que l'eau de la Bourboule ne renferme pas l'arsenic à l'état d'arséniate de soude, mais sous un état moins actif que ne le sont les arséniates.

D'après lui, certains malades arrivent à boire des quantités d'eau telles, qu'il y aurait à la fois accumulation des doses et accumulation d'action, c'est-à-dire qu'ils ingéreraient en peu de temps une quantité d'arséniate de soude égalant 2 ou 3 grammes, dose à laquelle Mithridate lui-même n'aurait pas résisté; mais M. Lefort soutint et prouva que c'est bien de l'arséniate de soude et non pas de l'arsénite qui existe dans l'eau de la Bourboule, car si on traite directement l'eau minérale par l'hydrogène sulfuré sans adition d'acide sulfureux, on n'obtient pas de précipité de sulfate arsénieux.

Le nombre de verres à boire dans un temps donné, doit varier, cela ne fait aucun doute, suivant les effets qu'on veut obtenir, suivant la tolérance plus ou moins grande des malades et l'époque ou la marche du traitement.

Presque partout, principalement pour l'emploi des eaux sulfureuses, il est usuel d'associer à l'eau minérale diverses préparations médicamenteuses, ou simplement édulcorantes, dans le but de diminuer les effets de la boisson naturelle, ou d'en adoucir la saveur plus ou moins désagréable.

Dans les Pyrénées, ce sont les sirops béchiques, ou les décoctions de plantes émollientes, rafraichissantes, qui se partagent cette faveur.

Ailleurs, comme à Royat, le lait, les infusions de tilleul et de violette, les sirops de gomme et de tolu, et, dans les stations allemandes et suisses, le petit lait, contribuent à des mixtions dont l'utilité n'est que très-secondaire il est vrai, dont la pratique même devient de plus en plus restreinte, mais qu'on pourrait employer cependant à La Bourboule, surtout au début de la cure, chez certains malades dont les organes digestifs sont plus susceptibles, ou lorsqu'on croirait utile de modérer l'action énergique de l'eau.

Il faut mettre un certain intervalle entre l'ingestion de chaque verre, et faire deux ou trois séances dans la journée, à distance voulue des repas. L'exercice pris dans l'intervalle est très-opportun pour faciliter la digestion de l'eau.

Les sources de Fenestre peuvent servir comme eaux de table.

Bains. — Les eaux de La Bourboule agissent surtout en boisson ; mais cependant l'absorption cutanée est bien réelle, et les exemples de personnes guéries par les bains seuls ne manquent pas.

Les bains peuvent être frais, tempérés ou chauds, et d'une durée variable selon les circonstances que le médecin seul doit être appelé à juger. La température des bains n'est pas sans influence sur les phénomènes d'absorption cutanée ; lorsque la transpiration est forcée d'une façon quelconque, l'absorption ne paraît point s'opérer (1), tandis qu'elle est plutôt favorisée par une douce chaleur, ni basse, ni élevée. A La Bourboule, la température la plus habituelle des bains est 30° à 35°, leur durée varie de dix minutes à une demi-heure, une heure au plus.

On peut enfin prendre des demi-bains où l'on plonge seulement la partie inférieure du corps, et des bains locaux s'appliquant tantôt à une région assez étendue, le bassin, un membre tout entier, etc., tantôt à une partie limitée, l'œil, le nez, etc., selon les indications tirées des affections de ces organes.

Les demi-bains congestionnent beaucoup moins la

(1) Willemin. Revue d'hydrologie méd. 1865, n° 2.

tête que les bains entiers, et, comme ils ne gênent pas les mouvements respiratoires, ils sont quelquefois supportés plus facilement.

« Les bains locaux s'emploient : pour appeler le sang dans une partie, soit parce qu'il est nécessaire d'établir une congestion sur ce point, soit parce qu'il est important de détourner le sang d'une autre partie congesionnée ;

« Pour agir sur une partie malade à la manière dont agissent les bains généraux : ainsi les bains donnés à un membre pour combattre une maladie de la peau localisée, etc. ;

« Enfin, sans qu'on se rende bien compte de ce mode d'action, pour agir soit par absorption locale, soit par dérivation de voisinage : ainsi les bains de siége donnés contre certaines affections chroniques des organes pelviens » (Gerdy-Le-Bret).

Les bains de pied, que l'on peut répéter deux et même trois fois par jour, sont un puissant moyen de révulsion. La fluxion locale persiste quelquefois plus de deux heures après l'immersion, et ces bains sont suivis d'un appel ou raptus salutaire vers les extrémités inférieures ; cette dérivation est fort utile dans certaines maladies des yeux, de la gorge, des voies respiratoires, etc.; ils sont donnés à eau courante et à la température de 48° environ ; huit à dix minutes suffisent, en général, pour obtenir un effet utile.

La piscine, ou le bain en commun, telle que l'antiquité romaine nous l'a transmise, et dont Montaigne décrivit l'usage au xvi⁰ siècle (1) fournit un mode de balnéation dont l'efficacité a maintenu, et même étendu

___

(1) Montaigne. Journal du voyage en Italie par la Suisse et l'Allemagne en 1580 et 1581, édit. de 1774, t. III.

de nos jours, la mise en pratique. La méthode des bains
de piscine, autrefois employée à La Bourboule, n'était
plus mise en usage depuis bien des années. Il n'y en
avait même plus ; mais les établissements nouveaux en
possèdent, et, à partir de la saison prochaine, les médecins
pourront faire profiter leurs malades de cette installation
nouvelle.

Ce système a bien quelques inconvénients, mais aussi
de grands avantages.

L'inconvénient le plus grave est celui de soumettre un
certain nombre de malades à une thermalité uniforme
dont ils ne peuvent pas tous s'accommoder ; il est facile
d'y remédier en n'employant que le système des petites
piscines dites bains de famille.

La communication de germes nuisibles par l'intermé-
diaire de l'eau de la piscine n'est pas à craindre ; aucun
fait d'observation n'a jamais donné le moindre prétexte à
cette appréhension, pas même à Baréges, où la piscine
des pauvres est alimentée par les autres piscines.

La piscine a pour principal avantage de faciliter les
bains de longue durée, avec une température tiède et
uniforme, associés à la liberté des mouvements. A un
autre point de vue, elle a aussi pour but d'opérer de
grandes révulsions cutanées, quelques médecins prétendant que les bains de piscine provoquent davantage
la transpiration que les bains de baignoire.

Chez les enfants anémiques, chez les malades atteints
de rhumatisme musculaire ou articulaire chronique, de
raideurs, de contractures, d'affections nerveuses, etc.,
l'exercice et la natation des piscines deviendront un
puissant auxiliaire du traitement thermo-minéral.

Les piscines de Louèche, en Suisse, sont renommées
comme étant le type du bain commun, les malades man-
gent et jouent sur des tables de liége flottant sur l'eau.

Enfin, au point de vue de l'assistance publique à cause de l'économie de leur emploi, l'utilité des piscines est incontestable.

Douches. — La douche est une colonne d'eau qui vient frapper avec une vitesse déterminée une partie quelconque du corps. Il y a évidemment à considérer dans les douches la température de l'eau, la force, la direction et la durée du jet.

Les douches répondent à deux ordres d'indications : douches résolutives, douches révulsives.

Les premières, en developpant un surcroît d'activité dans l'organe malade, ont pour objet de faciliter la résolution d'un engorgement quelconque ; les indications des douches révulsives diffèrent suivant la région ; on les emploie sur les extrémités refroidies pour y ramener la chaleur et la circulation ; sur la région rachidienne pour stimuler le système nerveux ; sur la peau pour en relever les fonctions ; sur les membres pour en ranimer la tonicité.

A la Bourboule, la douche s'emploie de plusieurs manières ; tantôt le malade la reçoit directement de l'orifice placé dans le haut du cabinet, tantôt conduite par un tube de cuir, terminé par un tuyau de métal que le doucheur tient en main et peut diriger sur telle ou telle partie du corps, indiquée par le médecin.

Dans les deux cas, on peut graduer la force et la forme de la douche au moyen d'appareils différents, adaptés au tube métallique, mais on n'avait pu jusqu'à présent en graduer la température ; elles étaient données à 52° environ. Aussi, les malades les supportaient-ils assez difficilement au début ; mais à partir de cette année, l'eau froide arrivant près de l'orifice de la douche, au moyen d'un robinet spécial, le doucheur, en combinant les proportions d'eau chaude et froide, pourra donner à l'eau de la douche la température ordonnée par le médecin.

Dans certains cas, l'action de la douche n'est pas limitée à la percussion modifiée par la forme, la température et la durée; elle agit aussi comme bain local en faisant arriver dans des trajets fistuleux et sinueux, dus à des nécroses profondes ou à des ganglions suppurés, l'eau minérale qu'une simple immersion ne saurait y faire pénétrer.

Lorsqu'il convient d'amortir la percussion, on a des pommes d'arrosoir qui .éparpillent l'eau sous forme de de pluie.

La durée la plus habituelle d'une douche est de 5 à 10 ou 20 minutes au plus, et c'est seulement dans les cas de douches faibles ou en arrosoir qu'elle dépasse cette limite.

Rarement on administre la douche deux fois par jour. Autant que possible, on recommande de doucher les malades dans le décubitus, comme étant la position la plus favorable au relâchement des muscles.

Les douches locales sont souvent destinées à suppléer la douche générale. Sous le nom de douches *des extrémités, de siége, ascendante, en injection*, on se sert de leur action dérivative ou résolutive.

Il existe enfin des douches spécialement déstinées à agir sur une région particulière. Telles sont les douches périnéales, faciales, buccales, pharyngiennes, oculaires, nasales, auriculaires.

Il est avantageux de joindre à la douche locale une douche générale afin de disperser l'excitation sur toutes les parties du corps.

La douche ascendante est réservée spécialement au rectum, au vagin, à l'utérus, au périnée. Les injections d'eau minérale dans le vagin rendent souvent plus de services que la douche, par ce seul motif que leur action est moins brutale et peut être graduée avec discernement. Les douches oculaires sont fort utiles dans le traitement des ophthalmies scrofuleuses.

Le but de la douche pharyngienne est surtout de modifier l'angine granuleuse ou folliculeuse à l'état chronique.

On ne doit donner les douches, ni sur la région du cœur, ni sur le passage des gros vaisseaux ; et lorsquelles sont à haute pression et à température élevée il ne faut pas non plus les donner sur la tête. L'écoulement menstruel est également une contre-indication.

Pulvérisation. — Nous venons d'en parler à propos des douches locales ; elle a été employée avec avantage dans les affections des yeux, de l'arrière-gorge, de la bouche, de la face, des fosses nasales et du conduit auditif.

Etuves. Bains de vapeur. — Ces deux moyens d'administrer l'eau minérale n'ont pas encore été employés à La Bourboule, nous en parlerons cependant, car les nouveaux établissements viennent de mettre à la disposition des malades des salles spécialement destinées aux bains de vapeur.

On distingue les vapeurs employées, selon qu'elles se dégagent immédiatement de la source minérale, douée de sa température native, et c'est là ce qui s'entend par *vapeurs spontanées* ; ou bien en vapeurs artificiellement produites, par une chaudière générateur alimentée avec de l'eau minérale ; ce sont les vapeurs dites *forcées* (1).

(1) J. François. In Annales de la Soc. d'hydr., t. I, p. 124.

En général, on ne doit pas séjourner plus de 10 à 15 minutes dans l'étuve, au risque de contracter de la céphalalgie, des vertiges et même de tomber en syncope.

L'action de l'étuve est à peu près analogue à celle des
bains très-chauds, ces deux procédés produisent des
phénomènes d'excitation de la peau, d'accélération de
la circulation, de congestion vers la tête, etc. Quelquefois
il est bon de mouiller le visage avec de l'eau fraîche
pour éviter l'action congestive de ce milieu (Le Bret).

La stimulation de la peau est plus considérable que
dans le bain, mais au sortir de l'étuve le malade doit
prendre de minutieuses précautions ; il doit se mettre au
lit afin d'entretenir la transpiration et faire usage de
quelque boisson théiforme.

La déperdition par la peau d'une certaine quantité
d'éléments organiques, et le surcroît d'activité imprimée
à la circulation générale caractérisent l'influence de
l'étuve.

L'appréciation des effets de l'étuve sur la muqueuse
pulmonaire, se relie à celle de l'inhalation.

Inhalation. — Les premières salles d'inhalation ont
été construites en 1845, à Amélie-les-Bains et au Vernet
(Pyrénées-Orientales); jusqu'en 1869, ce mode de traitement n'avait pas été mis en usage à La Bourboule. Depuis, chaque cabinet de bain forme une salle d'inhalation
particulière. Une planchette inclinée est placée sur la
baignoire, on projette sur elle une forte douche en pluie,
très-fine ; l'eau instantanément pulvérisée se répand
ainsi dans tout le cabinet ; la température d'abord légèrement abaissée ne tarde pas à s'équilibrer, elle est environ de 35°. Le malade peut se promener dans son cabinet, et après 15 à 20 minutes d'inhalation on le trans-
porte dans son lit avec une chaise à porteurs.

Il y a dans le nouvel établissement une salle spéciale d'inhalation sans compter les étuves où le malade respire des vapeurs *forcées*.

Le système du poudroyement me paraît mériter la préférence; les vapeurs produites par l'eau directement pulvérisée, contiennent tous les principes minéraux qui sont mis en contact avec la muqueuse aérienne tout entière et doivent avoir sur les maladies des organes respiratoires une action plus immédiate. Dans les vapeurs forcées au contraire, l'eau minérale chauffée laisse déposer sur les parois des chaudières la plus grande partie des sels qu'elle contient.

Le système du *Humage* n'est pas employé à La Bourboule.

En résumé, les eaux de La Bourboule agissent surtout en boisson et en inhalations :

Dans les bains l'absorption est peu considérable, elle se fait bien un peu par la peau, mais surtout par l'anus, la vulve, l'urèthre, etc. ;

Dans les maladies de la peau, l'action des bains est plus directe, mais la boisson modifie davantage l'état général.

A moins de plaies ou de conduits fistuleux, qui les font pénétrer intérieurement, les douches agissent surtout par leur poids et leur température; cependant, par la chaleur et le choc, elles déterminent de la rougeur de la peau, la dilatation des capillaires et rendent l'absorption plus facile.

La tolérance du malade sert de guide pour la durée du bain et la quantité de boisson à administrer.

CHAPITRE XIII.

MOYENS ADJUVANTS ET CIRCONSTANCES AUXILIAIRES DE L'EMPLOI DE L'EAU DE BOURBOULE. — DURÉE DE LA SAISON. — RÉGIME ET HYGIÈNE DES MALADES.

Des moyens adjuvants, des pratiques accessoires peuvent augmenter ou faciliter les bienfaits d'une source médicinale.

Massage. — Le massage n'est pas mis en usage à la Bourboule, il figure cependant en première ligne parmi les adjuvants des procédés balnéaires. Il accroît l'élasticité des membres d'une manière remarquable, il stimule les fonctions digestives et par dessus tout l'appareil cutané dont la suractivité retentit favorablement sur le reste de l'économie ; si le massage produit de tels effets sur l'homme sain, quels succès il pourrait donner dans le traitement des engorgements articulaires, dans les atrophies musculaires succédant aux paralysies d'origine rhumatismale, etc.

Il en serait de même pour le traitement des contractions musculaires, de nature spasmodique, et des affections rhumatismales qui, se localisant sur les articulations, y produisent des roideurs, des ankyloses, à certaines périodes de l'arthrite chronique.

Gymnastique et exercice. — La gymnastique médicale n'est pas plus usitée à la Bourboule que le massage, et les médecins sont privés là d'un précieux auxiliaire, surtout dans le traitement des maladies des enfants lymphatiques ou scrofuleux. L'activité imprimée aux muscles et la réaction cutanée qui coïncide avec la répétition systématique des mouvements musculaires viendrait cependant seconder puissamment la médication thermo-minérale dans la reconstitution des organismes débilités, qu'il s'agit de prémunir contre les manifestations ultérieures de la scrofule.

Lorsque les malades peuvent marcher, les promenades et les excursions dans la montagne sont également des adjuvants des plus utiles ; mais les malades sont tellement disposés eux-mêmes à entreprendre ces excursions, qu'il y a plutôt lieu de modérer leur entraînement.

L'hydrothérapie n'a pas encore élu domicile aux eaux de La Bourboule.

Cures de raisin et de petit lait. — La cure de raisin serait impossible dans cette station thermale, mais il n'en est pas de même de celle de petit-lait, dont le crédit est si considérable en Suisse et en Allemagne et qui ne compte comme adjuvant des eaux que dans deux localités françaises, à Uriage et à Allevard, et encore dans des limites assez restreintes.

Tout en faisant la part de l'exagération des auteurs qui traitent de miraculeux les effets de la cure de petit lait dans la phthisie, nous savons que de tout temps et dans tous les pays le lait a été préconisé dans les affections pulmonaires. Quel meilleur lait que celui de ces troupeaux de chèvres et de brebis qui entourent la Bourboule et vont brouter les plantes aromatiques qui poussent entre les rochers.

Climat. Altitude et saisons. — Nous ne reviendrons sur ce sujet que très-accessoirement, l'ayant étudié déjà dans un chapitre précédent ; mais il est bien évident que le médecin, en prescrivant une source minérale, doit s'enquérir de sa situation plus ou moins élevée au-dessus du niveau de la mer, parce que la différence seule de la pression atmosphérique impressionne différemment les principales fonctions de l'économie.

Un exercice inopportun, l'ascension de pentes plus ou moins rapides, l'influence de l'air raréfié sur la circulation, modifiant dans un sens ou dans l'autre la répartition de l'afflux sanguin, peuvent provoquer des hémorrhagies. Il sera donc prudent d'interdire les hauteurs aux malades exposés à l'hémoptysie, aux emphysémateux, etc.

L'atmosphère excitante des montagnes convient au contraire aux débilités, aux chlorotiques, aux enfants lymphatiques, et dans les cas de phthisie torpide ; enfin les émanations balsamiques des forêts de pins qui entourent la Bourboule ne peuvent être que salutaires aux tuberculeux.

Les temps humides et froids de septembre et d'octobre peuvent nuire aux conséquences de la médication thermale ; mais les malades ont le tort de ne se rendre auprès des sources minérales qu'au milieu du mois de juillet. Il serait bien plus rationnel de commencer le traitement au milieu de juin pour profiter de la longue période de chaleur, on aurait ainsi, lorsqu'une maladie demande un second traitement dans la même année, la faculté d'y recourir en temps opportun.

A la Bourboule, la durée de la saison est de vingt à trente jours ; quelques malades ne peuvent pas aller au delà de seize à dix-sept, d'autres au contraire peuvent aller au delà de vingt-cinq jours, mais c'est assez rare.

Lorsque les phénomènes de saturation commencent à se montrer, l'inappétence reparaît, en même temps la

langue devient saburrale, puis la diarrhée avec le dé-
goût et la prostration des premiers jours (Chateau). Il
faut alors cesser le traitement et renvoyer les malades.

Régime et Hygiène. — La diététique, comprenant le
choix et la préparation des aliments, le nombre et l'heure
des repas, occupe une bien plus grande place dans lu
pratique allemande que près des établissements français.
(Le Bret.)

On ne saurait imposer de régime prétendu en relation avec la composition de l'eau minérale. Indépendamment des goûts, des désirs, de l'instinct des malades
qui les trompe rarement, et dont on doit tenir compte
dans la prescription de l'alimentation, c'est surtout aux
indications tirées de la maladie et aux effets des eaux
observés pendant le traitement qu'il faut conformer le
régime qu'ils suivront. (Le Bret.)

Quant à l'hygiène des baigneurs, quelque intéressant
que puisse être ce sujet, je n'en dirai que peu de mots,
parce que les précautions hygiéniques qui conviennent
à La Bourboule sont à peu près les mêmes qui conviennent près de toutes les sources minérales, et que cette
question a été bien souvent traitée. Je rappellerai cependant, parce que trop souvent on oublie cette précaution, que les malades qui se rendent en Auvergne et à
la Bourboule doivent être pourvus de vêtements bien
chauds. Quoique le climat de ce pays soit généralement
plus doux que celui du Mont-Dore, quoi qu'il ne soit
pas trop soumis aux brusques variations du climat des
montagnes et que pendant la saison des bains il n'y ait
pas, d'ordinaire, un contraste trop prononcé entre la
température de la nuit et celle du jour, néanmoins le
thermomètre baisse quelquefois d'une manière assez
marquée, surtout quand surviennent des pluies qui per-

sistent plusieurs jours. D'ailleurs, l'influence de l'eau minérale et surtout les bains et les douches rendent le corps très-sensible aux impressions atmosphériques.

Il est donc généralement utile que tous les malades, et particulièrement ceux qui sont affectés de rhumatismes, etc., portent, pendant toute la durée du traitement, des vêtements de laine immédiatement appliqués sur la peau.

Pendant plusieurs semaines, et souvent même pendant plusieurs mois après le traitement thermal, les malades restent beaucoup plus impressionnables aux influences atmosphériques, et l'absence de précautions convenables peut entraîner des conséquences nuisibles qui compromettent et annulent quelquefois les résultats des eaux.

De ce que les eaux de la Bourboule excitent fortement en général l'écoulement périodique, en accélèrent le retour, en augmentent l'abondance, s'ensuit-il que les femmes puissent impunément s'y baigner pendant la durée de leur perte sanguine de chaque mois? Je suis loin de partager cette opinion. Le flux ménorrhagique a trop d'influence sur la santé, il est trop facile de le déranger lorsqu'il a lieu, et ses troubles sont trop graves pour qu'on s'expose à compromettre la régularité de cette fonction. N'est-ce pas une règle en médecine de n'employer pendant l'époque menstruelle, à moins d'indications très-pressantes, aucune médication active, aucun moyen capable d'agir un peu fortement sur l'économie?

Sans être aussi dangereux que les bains de siége froids, les bains de la Bourboule pris pendant la menstruation peuvent produire des suppressions ou des troubles plus ou moins graves; il faut donc s'en abstenir et se contenter de l'usage interne de l'eau minérale.

Cette opinion n'est pas générale; ainsi MM. Fleury, Beni-Barde, Bernutz, prétendent que la menstruation n'est pas un obstacle aux pratiques hydrothérapiques, il est vrai que leur expérience ne s'étend pas aux eaux minérales. Mais, en 1875, à la Société d'hydrologie, MM. Danjoy et Pradier, médecins à la Bourboule, ont conclu à l'innocuité des traitements hydriatiques pendant la période cataméniale, chez les femmes bien réglées, n'offrant aucune affection de l'utérus ou de ses annexes, et ne présentant pas une impressionnabilité ou une sensibilité excessive.

« Il existe à cet égard une tradition à laquelle chacun se conforme, et, à mesure que l'on s'en écartera les accidents deviendront plus nombreux. »

MM. Caulet, Lemonnier, Château, Billout ont constaté des accidents plus ou moins graves à Saint-Sauveur, aux Eaux-Chaudes, à Bagnères-de-Bigorre, à la Bourboule, à Saint-Gervais. Enfin M. le professeur Gubler (1), si compétent en pareille matière, s'est prononcé hautement contre une pratique pour ainsi dire nouvelle, dont on connaît les dangers sans avoir pu encore en apprécier les avantages.

(1) Annales de la Soc. d'hydr., t. XXI, p. 20.

DEUXIÈME PARTIE

Applications thérapeutiques.

Le choix de *l'eau médicale naturelle* la mieux appropriée à chaque cas pathologique, constitue certainement l'un des problèmes les plus compliqués et les plus difficiles qu'il soit donné au médecin de résoudre, dit M. le professeur Gubler, au début de son mémoire sur le Traitement hydriatique des maladies chroniques. Nous avons essayé de déterminer la spécialité d'action des eaux de la Bourboule, nous avons fait connaître le remède, nous allons maintenant passer en revue les indications rationnelles déduites de l'étude du fait pathologique, en tenant compte, non-seulement de la notion de cause, mais aussi des conditions organiques locales et générales.

Afin de faire mieux saisir les indications offertes par chaque catégorie de malades, nous suivrons l'ordre si rationnel adopté par M. Gubler, qui, dans le premier chapitre de son mémoire, s'occupe d'abord des état morbides qui se retrouvent habituellement au fond des affections chroniques diathésiques plus ou moins complexes et qui en sont aussi des complications. Tels sont les états de faiblesse et de langueur, les anémies, la chlorose, etc.

II. La thérapeutique du lymphatisme et de la scrofule suivra celle des états pathologiques précédents.

III. Maladies chroniques des voies respiratoires et tuberculose,

IV. Affections de l'appareil uro-génital chez les deux sexes. — Goutte.

V. Affections de l'appareil digestif et des glandes annexes. — Dyspepsies et diarrhées chroniques. — Diabètes albumineux et sucré.

VI. Affections articulaires et rhumatismales.

VII. Maladies de la peau.

VIII. Syphilis et intoxications métalliques.

IX. Fièvres intermittentes. — Cachexie palustre.

X. Maladies du système nerveux.

XI. Affections chirurgicales.

Nous ne voulons pas dire que les eaux de la Bourboule soient applicables à tous les cas que nous venons d'énumérer ; leurs indications sont plus restreintes, nous essaierons de les faire mieux saisir encore à propos de chaque cas particulier. Déjà nous avons proscrit d'une manière absolue toutes les maladies aiguës et même subaiguës, toutes les affections à forme congestive, les maladies du foie, celles du cœur et des gros vaisseaux, etc. Nous n'y reviendrons plus, nous contentant de les passer sous silence lorsque nous étudierons le groupe dont elles font partie.

CHAPITRE XIV.

I. *Chlorose et anémie.* — Chimiquement, l'anémie se distingue très-bien de la chlorose, puis que, dans un cas, tous les éléments solides du sang, moins la fibrine, sont diminués de proportion, tandis que dans l'autre, c'est-à-dire dans la chlorose, la diminution porte exclusivement sur le chiffre des globules du sang.

Parmi les chlorotiques, les uns réclament une action stimulante, les autres une action sédative, tous une action reconstituante. Après les eaux ferrugineuses qui représentent surtout la médication reconstituante de la chlorose, les eaux de la Bourboule, outre leur adaptation particulière aux constitutions strumeuses, représentent un stimulant spécial de la circulation abdominale que l'on trouvera souvent à utiliser chez les chlorotiques (Durand-Fardel).

Au-dessus de toutes les eaux ferrugineuses, qu'elles soient ou non chargées de gaz, M. Gubler place celles qui joignent à ces deux principes la réunion de tous les sels neutres du sérum sanguin, celles qu'il appelle de véritables *lymphes minérales.*

Nous avons signalé, dans le chapitre traitant de la composition chimique, le rapprochement qui existe entre l'eau de la Bourboule et la partie minérale du plasma du sang.

L'eau de Saint-Nectaire, dont la minéralisation est également très-analogue à celle du sang, contient 22 milligrammes de carbonate de fer et celle de la Bourboule

6 milligrammes seulement (analyse de M. Lefort), mais la Bourboule l'emporte par la prédominance de l'élément sodique (chlorure de sodium, bicarbonate et sulfate de soude), auquel se joignent les autres alcalis (potasse, ammoniaque, oxydes de rubidium, de cœsium, de lithium) et par la présence de l'arsenic à dose vraiment médicinale.

L'eau de Saint-Nectaire, au contraire, contient une proportion beaucoup plus forte d'éléments calcaires (chaux et magnésie); sa température est beaucoup moins élevée (44°, tandis qu'il y en a 59°, 7 à la Bourboule).

Quant à l'arsenic, il est, à la Bourboule, en quantité quinze fois aussi grande qu'au Mont-Dore; on n'en a rencontré que des traces à Saint-Nectaire et à Royat.

Les anémies transitoires, suites de privation d'air, de lumière, d'inanition, d'hémorrhagies, de maladies aiguës peuvent, à la rigueur, se passer de l'emploi des eaux minérales; le repos, l'alimentation et l'hygiène suffisent à ramener les conditions normales du fluide sanguin (Gubler).

L'indication des eaux minérales ferrugineuses, chlorurées sodiques et arsenicales, existe au contraire dans les anémies persistantes et constitutionnelles; nous voyons tous les jours dans les hôpitaux les préparations martiales rester à peu près sans effet chez certains anémiques qui guérissent au contraire à l'aide des arsenicaux.

Toutes les formes d'anémie peuvent être traitées à la Bourboule, mais les chloroses torpides, les anémies opiniâtres (surtout si l'appauvrissement du sang est lié au lymphatisme et à la scrofule, ou s'il existe des prédispositions tuberculeuses héréditaires), relèvent principalement des eaux que M. Gubler appelle *protogéiques salino-martiales*, et, parmi elles, c'est l'eau de la Bourboule dont la composition se rapproche   le plus du sérum du sang.

OBSERVATION I (Dr Chateau). (Etude sur les eaux minérales
de la Bourboule 1870).

Anémie.

M. L..., de Paris, âgé de 35 ans, a vu sa santé fortement ébranlée par de longues et pénibles navigations ; il avait été atteint du scorbut, et je l'avais déjà plusieurs fois soigné pour des gastralgies, des coliques, et des névroses de toutes sortes.

L'anémie était extrême et les forces s'en allaient chaque jour ; je lui conseillai de venir me trouver à la Bourboule.

Chez lui, le traitement (bain à 30° pendant vingt minutes, douches horizontales sur la colonne vertébrale pendant cinq minutes), fut d'abord très-pénible ; et, vers le dixième jour, je fus contraint de suspendre le traitement pendant deux jours. Il survint de l'embarras gastrique, un grand abattement et un découragement profond. Le malade voulait s'en retourner chez lui ; sur mes instances, il persista, reprit son traitement et vit les forces succéder rapidement à sa grande faiblesse. Il partait au bout de vingt-deux jours, guéri. Depuis son retour à la campagne, à la suite de fatigues excessives, il a eu une légère gastralgie qui a duré deux jours ; il m'écrit aujourd'hui qu'il est complètement rétabli et se félicite de la saison qu'il vient de passer à la Bourboule.

M. Chateau a observé plusieurs autres cas de chlorose ou d'anémie, chez des jeunes filles ou des jeunes femmes : toutes ont éprouvé un bien réel de leur traitement à la Bourboule.

II. *Obésité et maigreur excessives.* — La privation, comme l'excès du tissu graisseux, constitue parfois un état morbide réel et réclame un traitement spécial.

D'après M. Pradier, un cas de polysarcie est venu demander à la Bourboule une atténuation à son infirmité, mais il avoue que le malade s'en est allé comme il était venu.

La tendance à l'embonpoint est beaucoup plus réelle

et s'explique fort bien ; le chlorure de sodium est d'abord un excellent médicament stimulant et reconstituant, ensuite l'arsenic altère les globules et les rend inaptes à absorber l'oxygène, il entrave donc l'hématose et restreint les combustions respiratoires.

Le mouvement de dénutrition se trouve ralenti, les pertes organiques sont peu considérables, et l'apport restant le même, il s'en suit que l'organisme acquiert sans dépenser ce qui l'enrichit forcément.

Par leur composition, les eaux de la Bourboule semblent donc devoir plutôt convenir aux cures d'engraissement qu'à celles de réduction ou d'émaciation.

III. *Scorbut.* — L'action reconstituante de la médication hydrothermale s'exerce aussi efficacement dans la période de dépérissement consécutive au scorbut que dans toute autre cachexie acquise. Des succès ont été obtenus avec des eaux de classes bien différentes, mais le but à atteindre est, avec le retour des forces générales, la disparition des traces de la cachexie.

IV. *Atonie.* — C'est là une de ces expressions un peu vagues, et qui s'emploient sans être nettement définies. Atonie veut dire faiblesse et cette expression s'applique au relâchement des tissus, tandis que le mot d'asthénie suppose plutôt l'insuffisance des fonctions. C'est donc à titre d'eau minérale tonique et reconstituante que la Bourboule peut-être appelée à rendre des services en pareil cas.

V. *Rachitisme. Ostéomalacie.* — Le rachitisme, maladie de l'enfance, et l'ostéomalacie chez l'adulte, ne sont qu'une seule et même maladie modifiée par l'âge des sujets qui en sont affectés. Le rachitisme est un ramollissement des os qui arrête leur développement, tandis que l'ostéomalacie est le ramollissement des os incomplètement formés.

Maladie des premier âges, le rachitisme se rattache à un trouble de la nutrition générale, et toutes les eaux capables par leur minéralisation de modifier l'organisme sont aptes au traitement des enfants rachitiques. Pour le but de reconstitution qu'on se propose, l'air des montagnes, l'altitude sont de précieux auxiliaires du traitement chloruré sodique et arsenical des eaux de la Bourboule.

CHAPITRE XV.

L'état diasthésique qui préside aux manifestations scrofuleuses est toujours une indication des eaux minérales, et tous les auteurs qui ont écrit sur les eaux de la Bourboule ont parlé de leur efficacité toute particulière dans le traitement des scrofulides ; en 1855, Pierre Bertrand écrivait dans son rapport sur les eaux minérales du Mont-Dore :

« Quant aux affections strumeuses, quel qu'en soit le siége, la forme et, jusqu'à un certain point, le degré d'intensité, je ne crois pas que nulles eaux minérales, jusqu'à présent connues, puissent le disputer à celles de la Bourboule. »

Aujourd'hui, la réputation des eaux de la Bourboule dans le traitement de la scrofule n'est plus à faire, c'est par centaines qu'on compte chaque année les succès obtenus, et, chose remarquable, leur action curative est d'autant plus marquée, que les accidents strumeux sont plus profonds, et, par cela même, plus graves.

Cependant, depuis les affections superficielles ou profondes du système tégumentaire, jusqu'aux lésions articulaires osseuses et même viscéralès, presque toutes les formes de scrofule sont guéries ou améliorées par les eaux de la Bourboule.

D'une manière générale, l'état aigu est une contre-indication des eaux minérales, et au début des tumeurs blanches par exemples, coxalgie, etc., rien ne peut remplacer l'immobilité et la compression.

L'ophthalmie scrofuleuse et les écoulements chroniques du conduit auditif guérissent très-bien à la Bourboule : M. Peironnel a vu, dans plusieurs cas compliqués de carie du rocher, deux saison successives suffire à la guérison.

Les engorgements ganglionnaires, les adénites, viennent chaque année en nombre considérable ; leur résolution commence bien pendant le traitement thermal, mais n'est véritablement complète que quelque mois après. On peut attendre sans inquiétude le résultat définitif ; « mais il faut souvent un traitement prolongé et répété trois et même quatre ans de suite dans les formes graves. Beaucoup de ces tumeurs sont très-rebelles, et l'on en rencontre d'entièrement réfractaires. Le premier effet obtenu en général, consiste dans la résolution du tissu cellulaire qui environne les ganglions engorgés » (1).

M. Hérard (2) prétend qu'il existe un dépôt de matière tuberculeuse au milieu des ganglions et que cette matière tuberculeuse est susceptible de résolution.

Dans le mal de Pott, les cas de guérison ou d'amélioration sensible sont assez nombreux pendant la saison.

M. Peironnel a observé quinze ou vingt cas de lupus érythémateux ou tuberculeux. Un tiers des malades a été guéri.

Contre la scrofule, on emploie l'eau de la Bourboule en boisson, bains, douches, lotions ; sous leur influence, l'appétit devient plus vif, les digestions s'exécutent plus régulièrement, le teint s'anime, les chairs perdent leur bouffissure et deviennent fermes ; les formes se développent, les ulcérations blafardes prennent un aspect vermeil et se cicatrisent assez rapidement.

Dans les formes subaiguës, et surtout s'il existe un

(1) Dict. des eaux minérales.
(2) Anneles de la Soc. d'hydrologie, t. V.

état inflammatoire des voies digestives, on peut couper les eaux avec du lait ou du petit-lait. Les résultats du traitement sont le plus souvent consécutifs et l'amélioration ne se fait sentir que plusieurs mois après la cure.

Comme régime dans la scrofule subaiguë : viandes blanches, œufs frais, poissons, légumes frais, laitage, etc.

Dans les formes indolentes, torpides : viandes noires grillées ou rôties, légumes au jus, vin pur, etc.

L'Assistance publique possède à Berck-sur-Mer un établissement destiné à recevoir les scrofuleux de ses hôpitaux d'enfants. Les services rendus sont considérables, mais d'après les observation publiées dans le rapport de M. le Dr Bergeron, les blépharites chroniques, et, en général, les maladies des yeux, les éruptions d'eczéma simples ou impétigineuses, les otorrhées sans lésions osseuses, les caries étendues et plus encore les névroses profondes, s'améliorent rarement et le plus souvent s'exaspèrent chez les scrofuleux de Berck. Pourquoi l'administration de l'Assistance publique n'appliquerait-elle pas la même mesure à la Bourboule, dont les eaux sont si remarquablement efficaces contre les manifestation profondes de la scrofule réfractaires à l'eau et à l'air de la mer ?

Observation II (personnelle).

Adénite cervicale. Blépharite.

Mlle D..., élève sage-femme, entra au commencement de janvier 1876 à l'infirmerie de la Maternité. Elle se plaignait d'angines répétées ; cette jeune fille est assez forte et paraît bien constituée, mais son enfance a été maladive ; elle était, dit-elle, de tempérament lymphatique ; les ganglions du cou étaient engorgés et pendant plusieurs années ses paupières sont restées tuméfiées, dures, rouges et dégarnies de cils ; le matin, elles étaient légèrement agglutinées et le bord était recouvert de petites croûtes sébacées.

Cet état ayant résisté à toutes les préparations pharmaceutiques habituellement mises en usage, un médecin de Moulins (Allier), l'envoya aux eaux de

Clérault.10

la Bourboule, elle avait alors neuf ou dix ans. Mlle D... a pu suivre le traitement pendant vingt-trois jours, prenant un bain tous les matins et d'abord deux demi-verres, puis jusqu'à trois verres d'eau minérale par jour. Matin et soir lotions avec l'eau minérale ; elle prétend même qu'on lui laissait des compresses imbibées sur les yeux.

Lorsqu'elle quitta la Bourboule, les cils étaient repoussés en grande partie et les paupières beaucoup moins rouges.

Pendant plusieurs hivers, on continua à lui faire prendre de l'huile de foie de morue.

Au commencement de cette observation, nous avons dit que Mlle D... était aujourd'hui forte et bien constituée. L'état des paupières est excellent et les cils très-abondants. Aucun ganglion n'est engorgé, la menstruation est parfaitement régulière ; les maux de gorge, seuls, sont fréquents, mais il n'y a pas d'état granuleux du pharynx.

Observation III (communiquée par M. le Dr Poyet). (Résumé).

Scrofule.

En 1865, on amena chez M. le Dr Isambert une petite fille de 5 ans, peu développée et peu forte, en un mot scrofuleuse.

Elle avait une amygdalite chronique, les deux amygdales étaient tuméfiées depuis plusieurs mois ; M. Isambert se décida à les enlever.

Six mois après, on lui ramenait la même petite fille, atteinte, cette fois, d'une conjonctivite purulente, il y avait même des taies et des ulcérations sur les deux cornées ; la photophobie était intense et l'enfant se laissait difficilement examiner.

M. Isambert l'envoya à la Bourboule. Après vingt jours de traitement, il existait encore des taies produites par les ulcérations antérieures, mais l'inflammation était entièrement dissipée et la photophobie avait disparu.

Aussitôt après le retour à Paris, les accidents inflammatoires se reproduisirent presque avec la même intensité. M. Isambert renvoie sa petite malade à la Bourboule ; elle y resta dix-sept jours, prit une vingtaine de grands bains, des bains locaux, et deux verres d'eau minérale par jour ; l'amélioration commença à se faire sentir après le troisième jour du traitement.

L'année suivante, l'enfant avait grandi, sa constitution s'était amélioré, mais quelques ganglions existaient au cou et la lèvre supérieure présentait un gonflement anormal.

Nouvelle saison à la Bourboule en 1867.

Quinze jours de traitement ; les ganglions ont disparu ainsi que le gonflement de la lèvre. Aucun symptôme ne s'est manifesté du côté des yeux seulement les taies de la cornée persistent et persisteront probablement toujours.

Observation IV (inédite).

Lupus tuberculeux.

M. X..., âgé de 23 ans, de constitution faible et délicate, ayant eu une enfance maladive, entra à l'hôpital Saint-Louis, pavillon Gabrielle, au mois de décembre 1874. Il avait eu, deux ans auparavant, au début de son affection, sur différents points du visage quelques tubercules qui avaient suppuré. A son entrée à l'hôpital, le nez et la lèvre supérieure étaient rouges et tuméfiés ; après quelques mois de séjour l'état du malade loin de s'améliorer allait en s'aggravant, sur la demande de M. Hillairet, M. le Dr Péan, chirurgien de l'hôpital, enleva une partie du nez.

La cicatrisation marcha d'abord assez régulièrement, mais un point fongueux persista malgré plusieurs cautérisations avec le nitrate acide de mercure. Au mois de juillet 1875, M. X... quitta le pavillon Gabrielle pour aller faire une saison à la Bourboule.

Il prit pendant dix-sept jours seize bains à 35 degrés, trente douches locales, et but trois verres d'eau minérale par jour.

Lorsqu'il partit, le point fongueux avait disparu, mais il restait encore un peu de rougeur et d'empâtement

Au commencement de l'hiver, il reprit chez lui des douches locales avec l'eau de la Bourboule et but un verre d'eau matin et soir. L'amélioration obtenue alla en s'accentuant, deux mois après il n'y avait plus trace de rougeur.

Par précaution, M. X... recommença deux fois ce traitement à domicile à six mois d'intervalle ; j'ai eu occasion de le voir il y a quelques jours, la guérison s'était parfaitement maintenue, et le malade est au regret d'avoir consenti à se laisser opérer.

Observation V (inédite).

Adénopathie bronchique.

Le 4 février 1877, le nommé M..., homme de peine, âgé de 45 ans, vient au dispensaire du D^r Ch. Fauvel, où il est examiné par le Dr G. Poyet qui nous a communiqué cette observation.

Le malade se plaint de ne pouvoir parler que très-difficilement, sa voix est éteinte et a revêtu un timbre léger de fausset. La santé générale du malade est très-bonne. Il n'y a pas d'amaigrissement, pas de palpitations de cœur, à moins que le malade ne courre ou ne fasse de grands efforts. Dans ces cas, il est essoufflé très-facilement et il est pris de quintes de toux. D'ailleurs, depuis deux mois, nous dit-il, il tousse un peu et expectore des mucosités filantes et claires. Jamais de crachats de sang.

Pas d'antécédents tuberculeux dans la famille.

Pas de syphilis antérieure.

A l'examen du larynx, qui se fait très-facilement, M. Poyet trouve et montre aux assistants une paralysie complète de la corde vocale inférieure droite.

Cette corde, qui paraît être plus courte que sa congénère, est absolument immobile sur la ligne médiane. Elle est blanche et paraît être bien tendue.

L'aryténoïde correspondant est complètement immobile et semble avoir basculé en avant. L'autre corde est saine et se meut très-librement. Le diagnostic de paralysie du crico-aryténoïdien postérieur est porté et probablement paralysie du crico-aryténoïdien latéral et de l'ary-aryténoïdien.

Il s'agit de chercher quelle est la cause de cette paralysie. Dans ce cas, le diagnostic est fait par exclusion.

Pour admettre une paralysie par compression aortique, il faudrait admettre un anévrysme très-développé de cette artère. De ce côté les signes fournis par l'auscultation sont douteux. Bien qu'il n'y ait pas de bruit de souffle, bien que les deux pouls soient égaux, la possibilité d'un anévrysme est admise; nous verrons même, dans un instant, que c'est à cette opinion que s'est rangé tout d'abord M. N. Gueneau de Mussy, à qui le malade fut envoyé.

Il n'y a pas lieu de songer à un anévrysme du tronc brachio-céphalique dont on ne trouve aucun symptôme. Du côté du cou, on ne trouve aucune tumeur, aucun développement de la thyroïde pouvant faire supposer une compression en ce point.

D'autre part, à la percussion, on trouve en avant de la poitrine, au niveau de la poignée du sternum, une submatité assez prononcée, remontant jusque sous la clavicule, et descendant à trois travers de doigt au-dessous. Au niveau de cette matité, la respiration est affaiblie et légèrement souffrante. Il y a là certainement un point induré, qui en raison des antécédents du malade et de son état général bon, ne peut pas être ou syphilitique, ou anévrysmatique, ou cancéreux, ou tuberculeux. Il est beaucoup plus rationnel de penser à une tuméfaction ganglionnaire dont la cause échappe. Adénopathie bronchique de cause inconnue (peut-être tuberculeuse), tel est le diagnostic porté.

Le malade est adressé à M. le Dr Gueneau de Mussy qui veut bien l'examiner avec son soin et son talent habituel. Il porte le diagnostic d'anévrysme disséquant de l'aorte, tout en approuvant le traitement qui a été institué, c'est-à-dire : matin et soir un verre d'eau de la Bourboule et avant le repas de midi prendre dans un verre à bordeaux de malaga, une goutte de teinture d'iode non acide, — en augmentant tous les jours d'une goutte, — ne pas dépasser trente gouttes. A partir de ce nombre diminuer chaque jour d'une goutte.

Au bout de quinze jours de ce traitement, la voix est considérablement améliorée. La toux du malade a disparu. Au laryngoscope, bien que la corde soit encore à peu près immobile, on voit l'aryténoïde qui commence à faire de légers mouvements de bascule.

Même traitement.

Après que le malade fut arrivé à trente gouttes de teinture d'iode, la voix est complètement revenue, mais M... s'essouffle encore facilement. Le laryngoscope donne la cause de cette gêne dans la respiration. Bien que la corde, naguère immobile, se meuve maintenant avec assez de facilité, elle ne s'écarte pas encore autant que sa congénère de la ligne médiane. C'est dire que l'aire de la glotte n'a pas encore repris ses dimensions normales.

Du côté de la poitrine, la submatité signalée au commencement de cette observation a presque complètement disparu et le murmure vésiculaire est perçu partout.

Le malade continue la période décroissante de son traitement. A la fin du deuxième mois, la paralysie a *complétement* disparu. La voix et la respiration est très-bonne. La teinture d'iode à l'intérieur a été très-bien supportée ainsi que l'eau de la Bourboule.

Nous lui conseillons de continuer cette eau pendant un mois encore, mais de n'en prendre qu'un seul verre le matin à jeûn. Aujourd'hui la guérison est complète et s'est bien maintenue.

OBSERVATION VI (M. le Dr Peironnel, t. V des Annales de la Société d'hydrologie).

Adénite parotidienne et cervicale à droite (maladie datant de deux années). Deux années de traitement thermal: 40 bains; 20 douches. Guérison.

Mademoiselle A. E...., de Clermont-Ferrand, est âgée de vingt-deux ans. Elle est d'un tempérament lymphatique, d'une constitution assez forte, d'une santé générale assez bonne. Elle est bien menstruée. Cette malade est envoyée à la Bourboule pour la première fois en 1855, par son médecin, le docteur Tixier (de Clermont). Elle porte depuis deux ans à la région parotidienne droite une tumeur qui dépasse, en bas, l'angle de la mâchoire inférieure de plus de 3 centimètres. Cette tumeur a à peu près le volume d'une orange ordinaire; elle est ronde, un peu aplatie, un peu mobile, sans ulcération. Elle comprend la parotide et un certain nombre de ganglions cervicaux. Le sujet a la peau passablement décolorée, les tissus mous, un gonflement marqué de la lèvre supérieure et des ailes du nez.

Mademoiselle A...., d'après les conseils de son médecin, avait fait usage, à l'extérieur, de pommade hydriodatée en frictions, et à l'intérieur de préparations iodées et d'huile de foie de morue. Elle n'avait obtenu aucun résultat de ce traitement.

La malade resta vingt jours à la Bourboule. Elle y prit vingt bains et un nombre égal de douches; les bains à 36° et très-courts (de douze à quinze minutes); les douches à 44°, de dix à douze minutes de durée, avec un appareil à arrosoir de moyenne force.

Nous avions conseillé l'usage des eaux à l'intérieur à la malade, mais elle se contenta d'en faire l'essai, et elle y renonça prétendant qu'elle ne pouvait les supporter même à l'état de mélange avec de l'eau gommée.

A la fin de cette saison, la malade partit de la Bourboule avec une diminution appréciable de la tumeur. On remarquait surtout que celle-ci était devenue beaucoup plus molle.

Ce travail de résolution commencé à la Bourboule ne se suspendit plus désormais. Sans le secours d'aucune médication auxiliaire, la tumeur diminua chaque jour de volume et disparut complètement dans le milieu de l'hiver. Mais la constitution n'avait pas dit son dernier mot. Un travail morbide se déclara tout à coup sur les deux membres inférieurs. On vit alors survenir un gonflement superficiel au pied gauche et à la jambe droite. A des rougeurs multiples succédèrent autant de plaies scrofuleuses. La malade, éprouvant des douleurs vives chaque fois qu'elle voulait se tenir debout, était obligée de garder fréquemment le lit.

Elle revint l'année d'après à la Bourboule. Il ne restait plus de traces de l'affection glanduleuse de l'année précédente, mais en revanche, la malade présentait un état ulcéreux grave de la jambe droite et du pied gauche. La jambe portait quatre ulcères scrofuleux, dont trois en avant, du volume d'une pièce de cinquante centimes, et le quatrième avec les dimensions d'une pièce de cinq francs d'argent, occupant le côté externe du quart inférieur du membre. Le pied gauche portait trois ulcères grands chacun comme une pièce de un franc et disposés en triangle sur la face supérieure du métatarse. La malade souffrait considérablement de la jambe et du pied ainsi affectés. Elle passa, comme l'année d'avant, vingt jours en traitement Elle ne put pas boire les eaux. Le traitement, qui consistait en bains seulement, n'en augmenta pas moins la sensibilité primitive des plaies.

La malade partit sans éprouver d'amélioration très-appréciable ; mais quels ne furent pas mon étonnement et ma satisfaction ? J'allai la visiter dans le mois de décembre d'après à Clermont, et je la trouvai complètement guérie, sans qu'elle eut fait aucun traitement, se disposant à reprendre les travaux de sa profession de couturière.

OBSERVATION VII (même source).

Adénite cervicale scrofuleuse à droite (maladie datant de trois années). Deux années de traitement thermal. Bains, 35 ; douches, 35 ; eaux prises en boisson pendant trente-cinq jours. Guérison.

La femme Michy, de Clermont-Ferrand, repasseuse, vingt-huit ans, tempéramment nerveux, constitution ordinaire, mère de deux enfants, sujet bien menstrué, vient à la Bourboule pendant la saison de 1856. Cette malade, d'une santé générale médiocre, portait sur le côté droit du cou une tumeur large, plate, molle, sans fluctuation, au milieu de laquelle on distinguait au toucher un véritable chapelet double et quelquefois triple de ganglions engorgés. Les limites de haut en bas de la tumeur étaient de l'apophyse mastoïde à la clavicule. La malade avait fait usage des préparations iodées intus et extra ; elle avait pris l'huile de foie de morue ; elle avait aussi pris du fer sans tirer de ce traitement d'avantage notable.

La malade fit un traitement de dix-huit jours à la Bourboule. Elle prit dix-sept bains à 35°, de vingt minutes de durée. Elle prit dix-sept douches locales à 45°, d'une durée moyenne de dix minutes, avec un appareil à arrosoir de moyenne force. La malade but chaque jour, à jeun, un verre d'eau de la source du bain.

Au départ de la malade on constatait une diminution considérable de l'engorgement. Tous les ganglions s'étaient sensiblement ramollis et détachés les uns des autres.

L'année suivante, la malade revint. Elle nous apprit qu'elle avait éprouvé une amélioration remarquable et qui ne s'était pas démentie pendant toute l'année, sans qu'elle eût fait chez elle aucun traitement. En effet, l'ample et vaste tumeur de l'année précédente était réduite aux proportions ordinaires d'une amande non dépouillée de sa coque verte.

La malade prit en 1857 dix-huit bains et un nombre égal de douches ; elle but chaque jour un verre d'eau de la source du bain. La tumeur se ramollit et diminua avant le départ. Trois mois après il ne restait plus rien de l'affection.

OBSERVATION VIII (même source).

Vaste carie du tibia droit (maladie datant de dix mois). Deux années de traitement thermal. Première année: 40 bains ; 37 douches ; eau en boisson : trente-sept jours. Deuxième année : bains, 30 ; douches, 30 ; eau en boisson, trente jours. Guérison.

M. Riberolles, âgé de quarante-sept ans, tempéramment nerveux, constitution ordinaire, ecclésiastique, supérieur du petit séminaire l'année précédente, habite Clermont. Envoyé à la Bourboule par les docteurs Pourchet aîné et Tixier, il se présenta dans les conditions suivantes. Ce malade offre une augmentation considérable du volume de la jambe droite. Les téguments de la partie sont de couleur violacée intense ; des plaies fistuleuses multiples sont échelonnées dans toute la longueur de la jambe et fournissent en abondance du pus séreux. Le pus se déposant sur les linges à pansement y laisse des taches bordées d'auréoles verdâtres. Un stylet dirigé à travers quelques-unes de ces plaies arrive jusqu'à la surface de l'os qu'on trouve rugueuse et molle, et dans laquelle s'engage assez facilement la pointe de l'instrument. Le malade éprouve dans toute la longueur de la jambe des douleurs permanentes, profondes, térébrantes. Il est privé complètement du mouvement depuis le début de la maladie, et il est obligé de se faire porter de son lit à sa chaise longue et réciproquement.

Le malade a perdu antérieurement la deuxième phalange du pouce de la main droite. Cette perte fut occasionnée, elle aussi, par une carie qui avait précédé de quelques semaines l'affection du tibia. Roideur très-prononcée de l'articulation scapulo-humérale du même côté. Flexion très-limitée des doigts. Etat satisfaisant des principaux viscères. Maigreur et pâleur très-prononcées du sujet.

On avait proposé à ce malade l'amputation de la jambe comme moyen suprême ; encore craignait-on de voir le lendemain de l'opération une nouvelle carie se déclarer sur une nouvelle partie du squelette, comme on avait vu précédemment la carie du tibia succéder presque sans intervalle à la carie de la phalangette du pouce. Le malade avait repoussé l'opération.

Vu la gravité de l'état du malade, je l'engageai tout d'abord à se disposer à faire deux cures dans la même campagne ; je n'eus pas de peine à le convaincre, il se laissa facilement aller à cette proposition.

Pendant la première cure, il prit vingt bains à 37°, et dix-sept douches locales à 45° avec un appareil à arrosoir excessivement doux ; il but chaque matin un verre d'eau minérale.

Le malade laissa trois semaines d'intervalle entre les deux cures.

Pendant la deuxième, le malade prit vingt bains et autant de douches, et continua de boire les eaux. Il prit ainsi quarante bains et trente-sept douches. Il but pendant quarante jours les eaux de la source du bain.

A la fin de la première saison, on constatait une amélioration marquée de la jambe. Elle était moins violacée et moins volumineuses ; le pus fourni par les plaies était plus louable. La flexion du genou se faisait mieux, les mouvements des doigts et du bras étaient augmentés ; les forces générales étaient devenues satisfaisantes.

Après la deuxième saison, l'amélioration avait fait de nouveaux progrès. La jambe malade avait encore perdu de son volume. La peau qui la recouvrait avait retrouvé sa couleur normale dans les trois quarts supérieurs du membre.

Un grand nombre de plaies étaient taries et cicatrisées ; le malade ne souffrait plus, il avait recouvré l'appétit et le sommeil.

J'avais engagé le malade à faire usage, pendant toute l'année, des eaux de la source du bain en boisson. Il devait les boire à la dose d'un verre chaque jour, alternant par quinzaine, c'est-à-dire buvant pendant une quinzaine et se reposant la quinzaine d'après. Il se conforma à cette prescription et n'eut recours à aucune autre médication, Très-peu de temps après la deuxième saison, il put arriver à marcher avec le secours de deux béquilles.

Le malade passa une année relativement très-bonne. Il se hâta de revenir au début de la campagne de 1857.

A cette époque, il avait fait de très-grands progrès, il marchait assez facilement avec deux cannes à crosse. La jambe malade allait sensiblement bien. Ainsi que l'année précédente, M. Riberolles fit deux saisons.

Il prit une première fois dix-huit bains et autant de douches ; il prit chaque jour un verre, quelquefois deux verres d'eau en boisson. Il se reposa trois semaines, et revint de nouveau pour prendre encore douze bains et douze douches (en tout trente bains et trente douches pendant la campagne).

Au départ, l'amélioration se marquait avec une rapidité éclatante ; les plaies avaient complètement disparu et avec elles la couleur violacée de la peau ; la jambe était relativement légère et souple. Le malade marchait avec une seule canne. Depuis, il a été complètement rendu à la santé ; il a repris toutes ses forces, il a retrouvé de l'embonpoint et s'est remis aux travaux de son état.

OBSERVATION IX (même source).

Nécrose du quart inférieur du tibia droit (six mois de date). Deux années de traitement thermal. Première année : bains, 36 ; douches, 25 ; eaux en boisson, vingt-cinq jours. Deuxième année : bains, 10 ; douches, 10 ; eaux en boisson dix jours. Guérison.

Mectas (Jean), vingt ans, tempérament lymphatique, constitution assez forte, garçon meunier au village de Bourg-Lastic (Puy-de-Dôme).

Ce malade, que m'avait adressé le docteur Tohadou, de Bourg-Lastic, se présenta à moi avec une augmentation considérable du tibia droit dans sa portion inférieure. Quatre tumeurs charnues mamelonnées, groupées, mais pourtant séparées entre elles, du volume approximatif d'une noix chacune, érodées à leur sommet, fongueuses, d'aspect noirâtre à mauvais caractère, occupant la partie antérieure du quart inférieur de la jambe. La peau de la moitié inférieure du membre est extrêmement violacée. Les plaies fournissent du pus séreux, infect : un stylet introduit amène à la découverte de surfaces dépolies, rugueuses sans mobilité. Le malade marche avec deux béquilles.

Le traitement que Mectas a fait jusqu'à ce jour consiste dans l'usage de deux litres d'huile de foie de morue, des pansements réguliers, des lotions lixivielles locales et un régime alimentaire plus succulent. L'état grave du malade nous porte à lui donner le conseil, comme pour le malade précédent, de faire deux saisons dans la campagne. A la première saison, le malade prend 16 bains à 38° et 15 douches locales à 47° avec un appareil à arrosoir excessivement doux.

Il met vingt-cinq jours d'intervalle entre les deux saisons. A la seconde, il prend 10 bains et autant de douches (en tout, pendant la campagne, 26 bains, 25 douches).

Pendant les deux saisons, il boit chaque matin un verre d'eau de la source du bain.

A la fin de la première saison, on remarquait une amélioration appréciable dans l'état général du malade. La jambe avait diminué de volume, mais les plaies avaient encore un mauvais aspect. Au retour du malade, l'amélioration avait fait de nouveaux progrès. Des quatre tumeurs fongueuses, deux étaient à peu près guéries, une troisième marchait vers la guérison, la quatrième était restée dans le même état. Depuis le départ de la Bourboule, il s'était détaché cinq esquilles que le malade n'avait pas rapportées, mais qu'il comparait à cinq amandes ordinaires dépouillées de leurs coques ; puis encore une vingtaine d'autres du volume d'un grain de blé. La plaie persistante avait toujours un mauvais aspect et fournissait du pus de mauvaise nature.

Après la seconde saison, le malade était à peu près dans le même état. Le jour du départ, je retirai de la plaie une esquille très-plate de 1 centimètre de large sur 2 de long.

Dans le cours de l'année suivante, Mectas ne fit usage d'aucun médicament ; il alla de mieux en mieux, mais il n'était pas encore complètement guéri. Une deuxième esquille sortit de la plaie. Le malade put néanmoins reprendre au bout de quelque temps ses travaux de garçon meunier, qu'il continua désormais sans interruption.

Il revint à la Bourboule, fort et vigoureux, commencer la campagne de 1857 ; il marchait facilement et sans canne. Le bas de la jambe malade était presque revenu à son état normal. Il restait de l'ancienne lésion une petite plaie fistuleuse qui ne fournissait presque pas de suppuration. Le malade prit 10 bains et 10 douches ; il but les eaux ; à son départ, la suppuration était nulle. La jambe était plus forte qu'avant. Quelques mois après le malade était complètement guéri.

OBSERVATION X (même source).

Mal vertébral (cinq ans de date). Deux années de traitement thermal. Première année : bains. 14 ; douches, 14 ; eaux en boisson, quatorze jours. Deuxième année : bains, 17 ; douches, 17 ; eaux en boisson dix-sept jours. Guérison.

Mural (Anne), vingt-huit ans, tempérament nerveux, constitution ordinaire, cultivatrice, mariée, sans enfants, menstruation régulière, habite le village d'Aubière (Puy-de-Dôme).

Cette malade, envoyée par le Dr Sadourny (de Clermont), présente, à son arrivée à la Bourboule, les symptômes suivants : dépression des trois premières vertèbres lombaires ; courbure en avant de la colonne vertébrale dans cette région ; angle très-saillant en arrière, correspondant à la courbure antérieure. La malade a un abcès migrateur dans la région inguinale de chaque côté. Ces deux abcès ont été ouverts successivement par le médecin de la malade. Chaque abcès offre aujourd'hui un certain décollement de ses bords et fournit du pus abondant, mal lié, séreux. Douleurs lombaires profondes ; faiblesse excessive de cette région. La malade peut à peine faire quelques pas, qu'elle exécute avec une lenteur et des précautions extrêmes.

Cette femme pense devoir attribuer sa maladie à l'action d'avoir levé un jour un fardeau au-dessus de ses forces.

Elle prend 14 bains à 37° et 14 douches à 47° dirigées sur la gibbosité. Les premières douches furent administrées avec un appareil à arrosoir ordinaire, et on arriva successivement à employer dans les derniers jours un appareil à jet unique excessivement fort. La durée de la douche était de dix à douze minutes ; la durée du bain de quinze à vingt.

La malade but régulièrement chaque matin deux verres d'eau de la Source du bain.

Au départ, la malade était, en apparence, à peu près dans les mêmes conditions qu'à son arrivée ; seulement elle était déjà fatiguée par le traitement, et elle partait en faisant la promesse de revenir pour une seconde saison, après quelques jours de repos.

Cette promesse ne put pas être tenue par la malade, et elle obtint néanmoins, dans le cours de l'année, une amélioration surprenante sans le secours d'aucun traitement. La colonne vertébrale éprouva un petit redressement ; les forces générales se développèrent ; cette femme, qui pouvait à peine se lever pour faire son lit, avant d'aller à la Bourboule, pouvait, trois mois après la saison, faire à pied et sans canne une course de plus de huit kilomètres sans être trop fatiguée.

Elle revint l'année d'après (1857), dans des conditions remarquables d'amélioration. Elle était forte, résolue dans ses allures ; elle marchait facilement et longtemps. Les abcès inguinaux tendaient à se cicatriser complètement. L'angle anormal sacro-lombaire était moins prononcé.

La malade prit cette année-là 17 bains de quinze minutes à 30° et 17 fortes douches locales à 45°. Elle but chaque jour deux verres d'eau comme l'année précédente. Elle partit sans éprouver autre chose qu'une certaine fatigue résultant du traitement. J'ai su, par des renseignements ultérieurs, que la seconde campagne avait produit d'aussi bons effets que la première et que la femme Mural avait pu, avec quelques précautions, reprendre les travaux ordinaires de sa maison.

OBSERVATION XI (même source).

Ophthalmie scrofuleuse (quinze mois de date). Une seule saison à la Bourboule. Bains, 22 ; douches, 20 ; eaux en boissons, 22 jours. Guérison.

Fouret (Marie), seize ans, non menstruée, tempérament scrofuleux, constitution forte, habite le village de Tiolaire dans les montagnes d'Auvergne. Malade envoyée par le Dʳ Morin (de Besse).

A l'observation, on constatait une kératite ulcéreuse à l'œil gauche, avec photophobie intense et épiphora. La sensibilité de l'œil était telle qu'on arrivait avec beaucoup de peine à détacher les paupières, même dans l'ombre ; on remarquait alors une large ulcération superficielle de la cornée avec vascularisation considérable du reste de cette membrane.

L'œil droit, quoique moins malade que le gauche, supportait lui-même assez mal la lumière et était passablement rouge et injecté.

Engorgement diffus sous le menton ; lèvres et ailes du nez volumineuses; peau décolorée: tissus empâtés et mous; diathèse scrofuleuse.

La malade, après avoir été soumise à divers traitements à domicile, avait été envoyée l'année d'avant, à raison du voisinage, aux eaux de Saint-Nectaire, où elle n'avait obtenu qu'une amélioration légère qui ne s'était pas soutenue.

Arrivée à la Bourboule, elle prit 22 bains à 37° de trente minutes de durée, et un nombre égal de douches à 45° avec un appareil à arrosoir excessivement doux. Les douches étaient dirigées directement sur les paupières de chaque œil, mais plus spécialement sur celles de l'œil gauche. La malade but chaque matin un verre d'eau de la Source du bain.

Au départ, le sujet s'était amélioré d'une manière très-apparente ; l'ophthalmie s'était amendée considérablement. La plaie de la cornée était presque cicatrisée. L'opacité s'effaçait chaque jour davantage. La photophobie avait disparu, et l'œil gauche lui-même supportait désormais sans peine l'action de l'air et du demi-jour. L'œil droit allait très-bien.

L'amélioration produite par le traitement thermal ne devait plus se ralentir. La malade allait de mieux en mieux, et sans avoir recours à aucune autre médication ; trois mois après son départ de la Bourboule, elle était complètement guérie.

Deux des observations précédentes, empruntées au Mémoire publié par M. Peironnel dans les Annales de la Société d'hydrologie, sont des observations de carie et de nécrose, et devraient prendre place parmi les affections chirurgicales. Nous avons cru cependant devoir les laisser à côté des observations de scrofule, à cause de l'état général des sujets manifestement strumeux.

CHAPITRE XVI.

C'est M. le D' Allart, médecin à Royat, qui, le premier, dans une lecture qu'il fit à la Société d'hydrologie en 1862, laisse entrevoir la possibilité de traiter avec succès certaines formes de phthisie pulmonaire à la Bourboule.

Mais la première application sérieuse de ce traitement ne fut faite qu'en 1866 par M. Gueneau de Mussy, avec de l'eau minérale transportée. Les résultats furent importants ; M. Gueneau de Mussy les signala à mesure aux médecins et aux élèves qui suivaient sa clinique. Il en fit même l'objet spécial d'une leçon dans laquelle nous avons puisé quelques observations (Bulletin général de thérapeutique, t. LXXII, p. 145). On connaît les résultats obtenus à la même époque par M. Moutard-Martin, dans le traitement de cette même maladie, avec la médication arsenicale. Ces essais furent continués par MM. Gubler, Frémy, Cazalis et Martin-Damourette, etc.

D'un autre côté, les médecins du Mont-Dore mettent sur le compte de l'arsenic les succès qu'ils obtiennent chez les tuberculeux.

Les eaux de la Bourboule ont, non-seulement une grande analogie avec celles du Mont-Dore, mais leur minéralisation, surtout au point de vue de l'arsenic, est de beaucoup supérieure ; il devenait dès lors rationnel, après les succès de M. Gueneau de Mussy, de les employer également dans la phthisie.

Lorsque la forme de l'affection pulmonaire est aiguë

et l'allure rapide, il n'y a pas lieu de songer à une cure hydro-minérale quelconque. Dans le cours d'une tuberculose lente apyrétique, s'il survient des phénomènes d'acuité, tels que : pneumonies secondaires, raptus sanguins, avec hémorrhagies pulmonaires ou bronchiques, il faut attendre la rémission, et ne prescrire ultérieurement que des eaux dépourvues de toute qualité irritante ou même excitante, par exemple le Mont-Dore (Gubler) (1).

Quant à l'eau de la Bourboule, M. Gubler dit qu'elle semble devoir être utile pour modérer la fièvre symptomatique des lésions pulmonaires ; il la croit surtout particulièrement efficace chez les sujets lymphatiques et strumeux, atteints de phthisie lente à formations caséeuses bien circonscrites, méritant le nom de scrofule interne.

Dans le chapitre premier de ce travail, à propos de l'influence de l'altitude, nous avions déjà restreint les applications des eaux de la Bourboule aux cas de phthisie à manifestations herpétiques, et de phthisie caséeuse (lorsqu'il y a ischémie autour des lobules pulmonaires).

Cependant, dans les formes chroniques, lorsque les congestions et les hémoptysies ne sont plus à craindre, au début de la maladie même s'il n'y a que des menaces de tuberculose derrière un état anémique et lymphatique, leur action reconstituante devient fort utile.

Michel Bertrand renvoyait impitoyablement du Mont-Dore tous les malades sujets à des hémorrhagies octives ; et M. Chateau, qui prétend que les hémoptysies ne sont pas toujours une contre-indication, ajoute cependant qu'il faut priver ces malades de bains, de douches et de salles de pulvérisation, et n'employer chez

(1) Traitement hydriatique des maladies chroniques.

eux que les révulsifs des extrémités inférieures, les douches et le bain de pieds, et encore avec précaution. Mais alors à quoi bon les garder à la Bourboule?

A Ems, les bains sont proscrits dans la phthisie. Au Mont-Dore, ils sont surtout employés en demi-bains.

Les pédiluves à courants continus produisent une dérivation énergique sur les membres inférieurs, et une transpiration cutanée générale. Les douches chaudes sur les pieds sont très-usitées au Mont-Dore ; elles réussissent souvent à ramener la chaleur aux extrémités refroidies. C'est sous forme d'inhalations que les sources possèdent leur plus grande efficacité contre la phthisie, parce qu'alors elles s'adressent directement aux parties malades qui ne sont atteintes que secondairement par les autres modes d'administration.

Ces idées sont loin d'être nouvelles ; Gallien envoyait ses phthisiques en Sicile respirer les émanations sulfureuses des volcans.

On connaît enfin la faculté d'absorption de la muqueuse pulmonaire.

Les vapeurs doivent être mélangées, dans une certaine mesure, avec l'air atmosphérique, dans le but de les rendre plus supportables, moins irritantes, et leur température doit être telle que les malades puissent les respirer assez longtemps, sans gêne de la respiration ou de douleur dans le thorax.

Pour les phthisiques, il est même bon de graduer l'emploi des inhalations, et de leur faire respirer pendant quelques jours les vapeurs qui s'exhalent des cabinets de bains, de douches, des piscines, des sources, avant de les soumettre au séjour des salles d'inhalation.

Dans le humage, on aspire à l'aide d'un tube les gaz qui se dégagent directement des sources ; il n'y a pas de mélange avec l'air atmosphérique, et il en résulte presque toujours une irritation de la muqueuse respiratoire, de la sécheresse, de l'ardeur de la gorge, de la toux et parfois des crachements de sang.

Il faut donc proscrire, dans la tuberculose, ce mode d'administration des vapeurs minérales.

Le régime doit venir en aide, et la médication thermale varier suivant les formes.

Dans la phthisie subaiguë, des aliments trop substantiels porteraient au poumon une chaleur irritante; il faut leur préférer le lait, les potages maigres, les œufs frais, les légumes verts, les viandes blanches.

Dans la phthisie indolente : bouillons gras, bœuf ou mouton rôti, poisson, légumes au jus ; vêtements chauds ; éviter la fraîcheur du matin et du soir ; exercice modéré en plein air, etc.

OBSERVATION XII (inédite).

Phthisie pulmonaire.

Cette observation m'a été communiquée par mon ami le Dr Poyet; il s'agit d'une femme de 35 ans, blanchisseuse, examinée le 7 avril 1873, au dispensaire du Dr Fauvel.

Malade depuis huit mois seulement, enrouée depuis trois mois. La malade qui a déjà eu trois enfants est enceinte de huit mois. Depuis cette époque, à la suite d'un refroidissement, elle tousse beaucoup, soit de jour, soit de nuit.

Sueurs abondantes la nuit. Douleur constante entre les deux épaules. Jamais d'hémoptysie, quelques filets de sang dans les crachats, et cela rarement.

Examen laryngoscopique. Epiglotte en forme de museau de tanche, ulcérée, œdématiée, empêchant presque complètement de voir le larynx. On ne voit que la muqueuse aryténoïdienne qui est aussi tuméfiée et couverte de mucosités purulentes. On fait le diagnostic de phymie laryngée ulcéreuse, probablement symptomatique d'une lésion de même nature des poumons.

Auscultation. Des deux côtés, en avant et en arrière, matité, plus prononcée à droite qu'à gauche.

En avant à gauche, expiration prolongée.

En avant à droite, gargouillements et souffle amphorique.

On prescrit à la malade de mettre une série de petits vésicatoires volants en avant et en arrière, à droite, et en haut de la poitrine.

Un verre d'eau de la Bourboule le matin.

Avant les repas, 4 grammes de poudre de phosphate de chaux.

Après les repas, vin de quinquina.

Une cuillerée à bouche de sirop de morphine le soir.

Le 18 avril. Les sueurs ont diminué ainsi que l'oppression, la déglutition est toujours difficile et douloureuse. Même traitement; seulement la dose d'eau de la Bourboule est augmentée et portée à trois verres.

Le 11 mai. La malade est sur le point d'accoucher; l'état général est toujours mauvais, mais déjà sensiblement amélioré; elle continue à boire de l'eau de la Bourboule.

Le Dr Poyet m'a depuis montré cette malade deux fois à six mois d'intervalle. L'embonpoint est en grande partie revenu; du côté du poumon, on ne constate plus ni souffle amphorique ni gargouillement à droite, le murmure respiratoire est encore un peu plus faible. Les lésions du larynx ont entièrement disparu.

OBSERVATION XIII (M. le Dr Gueneau de Mussy).

(Leçon cliniqne faite à l'Hôtel-Dieu le 28 novembre 1866.)

Femme de trente ans, petite et maigrelette, mais chez qui la vivacité du regard, de la conversation et des moindres mouvements atteste un ressort énergique sous ses formes chétives.

Son père est mort phthisique à quarante-deux ans; la mère éprouvait dans la tête et les articulations des douleurs rhumatoïdes qui n'étaient accompagnées ni de rougeur ni de gonflement des parties affectées.

Sa grand'mère était franchement asthmatique, et nous retrouvons chez notre malade ces différents états morbides. Il est vrai que pendant son enfance elle est demeurée exposée aux conditions climatériques favorables à leur développement, car elle habitait dans la basse Normandie un petit village dont l'atmosphère est constamment brumeuse. Dès l'âge de huit ans, elle a eu des accès d'asthme remarquables déjà par leur fréquence et leur intensité, dont le brouillard provoquait le retour et qui l'obligeaient à garder le lit pendant deux ou trois jours. Lors des accès, son haleine restait courte; la toux et l'expectoration persistaient, plus accusées le matin et présentant parfois des exacerbations qui constituaient de véritables rhumes.

Elle a eu aussi dans son enfance des adénites sous-maxillaires.

A dix-sept ans, elle n'était pas encore réglée. Elle se maria cependant, et bientôt après elle vint à Paris. Là, sous l'influence d'une existence nouvelle, de conditions plus avantageuses, sa santé semble s'améliorer. Ses règles parurent au bout de deux ans; mais elles ne sont jamais revenues avec exactitude. Depuis plusieurs mois, elles ont fait totalement défaut, et il semble qu'elles aient été suppléées par des épistaxis périodiques survenues à leurs époques. Dans les premiers temps de son mariage, elle a fait une fausse-couche, qui a été la seule; depuis lors, elle n'est pas devenue enceinte.

Clérault.11

Il y a huit mois, elle fut traitée pendant sept ou huit mois pour une maladie qui exigea l'application d'un grand nombre de vésicatoires sur le côté droit de la poitrine. Elle a eu, il y a trois ou quatre ans, une fièvre typhoïde dont elle s'est lentement et péniblement relevée. Un peu après, à la suite de grands chagrins, elle est devenue sujette à des attaques d'hystérie et à des vertiges Enfin cet hiver, subissant l'action immédiate ou éloignée des diverses influences qui viennent d'être énumérées, elle perdit peu à peu son appétit, ses forces et son embonpoit; elle fut prise de sueurs qui l'affaiblissaient encore; sa toux, qui n'avait jamais cessé, devint plus intense et présenta de nouveau des paroxysmes pleins d'angoisses pour la malade, au point qu'elle se décida à entrer à l'hôpital.

Elle fut placée au n° 1 de la salle Sainte-Martine, et son traitement consista surtout à boire de l'eau de la Bourboule. En très-peu de temps, un changement très-appréciable s'opéra dans sa nutrition et dans l'état de ses organes respiratoires. Quant elle quitta l'hôpital, elle se trouvait elle-même beaucoup mieux qu'elle n'avait jamais été. Cette amélioration a persisté pendant cinq mois.

Mais à l'approche de l'automne, les anciens phénomènes se sont graduellement reproduits, et la malade est revenue le 22 octobre dernier (1866). On pouvait constater une diminution de la sonorité et de l'élasticité des parois thoraciques, enfin une élévation de la tonalité dans la résonnance. Ces signes existaient surtout dans la fosse sus-épineuse du côté droit et dans le sillon pectoro-deltoïdien du même côté. Dans les mêmes points, on trouvait un bruit respiratoire plus rude, de l'expiration prolongée et par moments de l'écho de la toux. En arrière, dans toute la hauteur du poumon droit, le murmure respiratoire était plus rude, et il y avait aussi des râles sous-crépitants et sibilants assez nombreux, principalement à la base du côté gauche. La malade présentait donc les principaux caractères de l'emphysème.

Il faut signaler en même temps la teinte pâle que présentaient la peau et les muqueuses de cette femme, ses yeux cernés, le tégument de la lèvre inférieure jaunâtre, le souffle carotidien, en un mot, la livrée complète de la chlorose. Et à la chlorose s'ajoutait encore l'hystérie, s'il fallait en croire les renseignements fournis; mais M. Gueneau de Mussy explora le rachis et les espaces intercostaux de la malade et ne découvrit aucun point douloureux à la pression, si ce n'est une légère hyperesthésie de la région ovarique gauche.

La première médication instituée eut pour but de calmer les phénomènes subaigus qui se traduisaient par l'insomnie, l'excitation circulatoire, la toux, l'expectoration et une dyspnée paroxystique atteignant parfois le degré de l'asthme. On employa à cet effet les sédatifs et les révulsifs ordinaires, la jusquiame à l'intérieur, les onctions avec l'huile de croton dans le dos. Bientôt il fut possible de revenir à l'usage de l'eau de la Bourboule, qui avait produit une première fois de si heureux effets. M. Gueneau de Mussy vit de nouveau s'opérer un progrès rapide; mais en même temps que s'étendait le travail de l'hématose, le système nerveux parut en ressentir un contre-coup. Il y a huit jours, ont éclaté des accès d'asthme plus violents que les précédents. Cet évènement à coïncidé, il est vrai, avec le retour de l'époque menstruelle. Petit à petit, et avec l'aide des moyens usités en pareil cas, datura, sinapismes, etc, tout est rentrée dans l'ordre. Depuis trois jours, la malade reprend de l'eau de la Bourboule et son état va chaque jour en s'améliorant.

Observation XIV (M. le Dr Gueneau de Mussy). (Résumé.)

Au commencement de l'année 1866, M. le Dr Gueneau de Mussy fut appelé auprès d'une femme éminemment nerveuse, d'une constitution chétive, appartenant à une famille de tuberculeux et qui déjà offrait elle-même tout les caractères de la phthisie commençante : amaigrissement, toux, sueurs nocturnes, etc. M. Gueneau de Mussy l'envoya aux Eaux-Bonnes ; mais elle y prit l'eau minérale à trop haute dose et revint dans un état de surexcitation excessive. M. Gueneau de Mussy lui prescrivit alors l'usage des calmants et lui conseilla d'aller passer l'hiver dans le Midi. A son retour, elle toussait encore et le nervosisme était développé chez elle au plus haut point. C'est dans ces conditions qu'il la soumit à l'usage de l'eau de la Bourboule. Au bout de trois semaines, la toux était apaisée, l'embonpoint revenait, et elle avait subi en même temps une vraie transformation morale ; le calme et la sérénité avaient remplacé l'irritabilité et la mélancolie qui la tourmentaient auparavaut.

Observation XV (M. le Dr Gueneau de Mussy). (Résumé.)

M. Gueneau de Mussy vient de revoir (novembre 1866) un jeune homme dont l'état l'avait autrefois beaucoup alarmé. C'est le fils d'un pharmacien qui est mort tuberculeux. Il le vit pour la première fois avec deux autres médecins ; il avait de la fièvre et il lui trouva des craquements au sommet droit. Ils cherchèrent d'abord à apaiser les phénomènes aigus et puis l'engagèrent à user de l'eau de la Bourboule. Il en a bu plus longtemps qu'ils ne l'avaient prescrit, pendant quatre mois, et M. Gueneau de Mussy le retrouve maintenant mangeant bien, ne toussant plus, avec une mine excellente et en apparence tout à fait guéri. Il l'a engagé à suspendre la médication pour la reprendre cet hiver pendant huit jours, chaque mois.

Observation XVI (même source).

Une domestique, qui avait au sommet droit des signes non équivoques de tuberculisation pulmonaire, est revenue voir M. Gueneau de Mussy, ne souffrant plus et se croyant guérie, après avoir fait usage de l'eau de la Bourboule, qu'il lui avait prescrites quelque temps auparavant.

Observation XVII (même source). (Résumé.)

Malade à la fois diabétique, goutteux et tuberculeux, qui avait de la fièvre, des râles et des craquements humides étendus aux deux sommets. M. Gueneau de Mussy tenta, chez lui, l'eau de la Bourboule, en désespoir de cause et en quelque sorte pour essayer quelque chose. Eh bien, la tuberculisation a été enrayée dans sa marche, la toux et l'expectoration ont diminué, l'appétit est revenu. Mais en même temps cet homme a été repris d'un accès de goutte continu qui ne l'a plus quitté.

A l'Hôtel-Dieu, malgré l'influence défavorable du séjour nosocomial, M. Gueneau de Mussy a obtenu chez plusieurs malades des résultats très-satisfaisants. Il n'a cependant pas toujours été aussi heureux. Il lui est arrivé de n'obtenir aucune amélioration et même d'être obligé de suspendre le traitement commencé. Pas plus que les autres médications opposées à la phthisie, l'eau de la Bourboule ne peut espérer de succès constants, mais comme le dit M. Gueneau de Mussy : « C'est une arme de plus contre une maladie qui, le plus souvent, se joue de tous nos efforts. »

Observation XVIII (Dr Chateau) (Etude sur les eaux de la Bourboule).

**Phthisie laryngée et pulmonaire ; première saison à la Bourboule
Grande amélioration.**

Jeune homme de vingt-huit ans, malade depuis dix ans, offrant en même temps une tuberculisation des deux sommets, une laryngite chronique avec catarrhe aigu du larynx. Depuis un an, il a eu plusieurs hémoptysies. J'ai cru devoir le soumettre au traitement suivant : chaque jour demi-bain à 30° pendant vingt minutes, suivi d'un bain de pieds à eau courante pendant cinq minutes.

Deux heures après, séjour dans la salle d'inhalation pendant vingt minutes ; pulvérisations laryngées, deux fois par jour ; boisson, deux verres chaque jour de la source Choussy. Pour organiser le traitement de ces affections, je me suis rapproché autant que possible de celui que l'on pratiquait au Mont-Dore et qui avait été indiqué par Michel Bertrand ; j'ai pensé qu'il fallait, autant que possible, faire une révulsion énergique extérieure, j'ai employé les demi-bains, les douches, et je n'ai pas craint non plus d'employer les bains entiers ; j'ai remarqué, comme M. Gueneau de Mussy, qu'il y avait souvent avantage et qu'ils fatiguaient moins le malade et l'exposaient moins à des refroidissements.

Chez mon malade, dès le dixième jour du traitement, le catarrhe laryngé avait entièrement disparu, l'amélioration suivait une marche rapide, et, sauf deux légères récidives causées par des imprudences, il part après vingt-deux jours de traitement, les forces rétablies, n'offrant plus qu'une légère matité au sommet gauche, et ne conservant de sa laryngite qu'une coloration grisâtre des cordes vocales à leurs deux extrémités et une légère rougeur des replis aryténoïdiens dont j'eus bientôt lieu de constater l'entière disparition à Paris.

M. le Dr Isambert, qui avait bien voulu m'adresser ce malade, a constaté comme moi, à son retour, la grande amélioration survenue chez lui sous l'influence du traitement de la Bourboule. Malheureusement cette amélioration ne s'est pas maintenue complète cette hiver ; je l'ai revu à la fin du mois de mars 1870, il toussait beaucoup ; l'examen laryngoscopique me fit voir une récidive de la laryngite chronique, les cordes vocales étaient entièrement grisâtres et présentaient de légères ulcérations. Signalons toutefois l'absence du catarrhe laryngé et l'amélioration persistante de la poitrine. Il doit venir cette année faire une nouvelle saison à la Bourboule.

OBSERVATION XIX (Dr Chateau).

Phthisie pulmonaire datant de trois ans ; hémorrhagies antérieures.
Amélioration.

Cette observation est encore plus remarquable que la précédente à cause des effets produits par le traitement. C'est un jeune homme, âgé de vingt-sept ans, malade depuis trois ans, et qui m'arrive dans les plus mauvaises conditions ; il m'est adressé par le Dr Maréchal (de Calvi) ; il est pâle, faible, anémique, il a des sueurs nocturnes et des crachats hémoptoïques. Les deux sommets sont atteints à des degrés différents : à droite, commencement d'induration; à gauche, des gargouillements nombreux ; il a eu souvent des hémoptysies, l'oppression est considérable et la faiblesse telle que je suis obligé de m'y prendre trois fois en trois jours différents pour faire un examen complet. A cause de cette faiblesse, je modifie un peu mon traitement, je supprime la salle de pulvérisation, je me contente de demi-bains, de pulvérisations locales et de deux verres de la source Choussy par jour. Dès le neuvième jour du traitement, une partie des râles muqueux avaient disparu, les crachats avaient notablement diminué ; dès le quatorzième jour, la sonorité était revenue ; sous les clavicules il n'y avait plus d'oppression, et le dix-septième jour les forces étaient si bien revenues, qu'il pouvait monter à cheval et faire une promenade de deux heures. Il part le vingt-troisième jour après son arrivée, supportant facilement mon examen et se croyant entièrement guéri. Il n'en est malheureusement pas ainsi; mais, enfin, une partie des phénomènes morbides ont disparu ; l'induration du poumon droit n'existe plus ; seuls persistent quelques râles muqueux, et de l'expiration prolongée à gauche. C'est un cas intéressant à suivre; il serait à désirer qu'il revînt l'année prochaine compléter cette cure si heureusement commencée.

Observation XX (même source).

Phthisie laryngée, tuberculisation du poumon droit au début.
Guérison.

Je soignais cette dame à Paris, depuis deux ans, pour une laryngite chronique, compliquée d'une lésion du poumon droit, induration du sommet. La maladie remontait à sept ans environ. Depuis un an, je l'avais soumise, à Paris, aux eaux de la Bourboule ; au moyen du laryngoscope, j'avais pu suivre les progrès d'amélioration de la laryngite, en même temps que l'auscultation m'indiquait ceux du poumon, sous l'influence de cette médication. Pour compléter la cure, je la fais venir cette année à la Bourboule ; pendant vingt et un jours, elle fut soumise aux demi-bains, aux douches et pulvérisations laryngées et à deux verres d'eau de la source Choussy tous les jours. A son départ, les forces étaient revenues ; un point de côté, à l'épaule droite, était disparu, et, sauf moins d'élasticité dans le poumon droit et un peu moins de force dans le murmure vésiculaire de ce côté, je pouvais la considérer comme guérie. Je l'ai revue quatre fois depuis son retour à Paris, et l'amélioration s'était maintenue ; néanmoins elle doit revenir l'année prochaine à la Bourboule.

Observation XXI (même source).

Phthisie commençante ; fistule à l'anus amélioration sensible de la poitrine ; réapparition des forces et des règles ; cicatrisation rapide de la plaie.

Jeune Brésilienne, âgée de vingt-cinq ans, opérée depuis six semaines d'une fistule à l'anus, dont la plaie n'était pas encore cicatrisée, ayant de temps à autre des pleurésies supectes, chez laquelle M. Gueneau de Mussy avait admis une phymatose encore peu développée et stationnaire, et qui, par intervalle, devient le centre d'un travail congestif, donnant lieu à des symptômes thoraciques plus ou moins marqués. Ainsi, cet hiver, il avait assisté à une de ces congestions avec pleurésie sèche ; il l'envoie à la Bourboule dans l'espérance que les eaux seront propres à assurer une délimitation définitive de cette néoplasie et à combattre l'élément strumeux qui existe chez elle.

Elle a été soumise au traitement ordinaire ; malheureusement elle est restée trop peu de temps à la Bourboule (quinze jours seulement) pour que je puisse espérer que l'amélioration survenue pendant un séjour aussi court ne soit pas suivi de nouvelles récidives.

Malgré ce court séjour, nous devons reconnaître la grande amélioration survenue dans l'état général de la malade, les forces réelles succédant à un état de faiblesse et de prostration durant depuis quelques mois, la gaieté succédant à une tristesse relative, les règles, réapparues après un intervalle de six mois, venant donner les premiers symptômes d'un prochain rétablissement général, la cicatrisation prompte et rapide de la plaie de l'anus ; enfin, comme phénomènes locaux et thoraciques, la disparition presque complète des accidents qui avaient inquiété M. Gueneau de Mussy, et pour nous l'espérance d'une guérison complète si la malade veut continuer l'usage interne des eaux de la Bourboule.

Observation XXII (Dr Pradier. Lettres médicales sur la Bourboule).

M. le docteur Pradier cite le cas d'une pauvre femme de la campagne, âgée de 32 ans, mais qui en paraissait au moins 50 tant elle était maigre et affaiblie par la suppuration de cinq à six caries osseuses des côtes et de vertèbres. Elle présentait en outre les symptômes d'une tuberculose assez avancée.

La première année, on était obligé de la porter sur les bras, de son lit aux bains. La seconde année, elle marchait avec des béquilles, mais très-péniblement ; la troisième année, elle n'avait plus qu'une canne pour se soutenir, et la quatrième, tout en se servant de son soutien, elle pouvait marcher plus droite et sans l'aide de son bâton ; les caries et les fistules s'étaient modifiées, la toux avait presque disparu et l'état des poümons s'était beaucoup amélioré. Cette femme devait revenir à la Bourboule, et M. Pradier dit qu'il ne doutait pas que sa persévérance ne fût couronnée d'un plein succès.

M. Pradier rapporte encore le cas de deux autres malades, à la première période ceux-là ; les forces sont revenues assez promptement, la congestion pulmonaire s'est dissipée et les malades sont partis avec les apparences de la guérison.

CHAPITRE XVII.

PHLEGMASIES CHRONIQUES DE L'APPAREIL RESPIRATOIRE.

La notion des bons effets de l'arsenic contre les affections chroniques des voies respiratoires remonte à l'antiquité la plus reculée, Dioscoride l'employait à l'intérieur contre les maladies de poitrine, l'asthme, les toux
opiniâtres, etc.

M. le Dr Imbert Gourbeyre, professeur de matière médicale à l'école secondaire de Clermont-Ferrand, a
écrit (1) : « L'arsenic *enrhume, asthmatise et tuberculise*
les poumons. Eh bien, ce médicament, qui peut engen-
drer la bronchite, l'asthme, la phthisie, peut aussi guérir ces mêmes affections ; il en est le médicament simi-
laire. » Voilà une doctrine un peu bien *hahnemanienne*,
et je ne ne crois pas qu'on ait jamais observé ces bronchites, ces asthmes, ces phthisies engendrées par l'arsenic ; en revanche, ce médicament jouit d'une efficacité
trop remarquable dans le traitement de certaines maladies des voies respiratoires, pour qu'on n'ait pas été tenté
d'essayer les eaux minérales de la Bourboule dans ces
mêmes cas, surtout lorsque le Mont-Dore, qui semblait
avoir la spécialité de ces sortes d'affections, s'acharne,
je ne sais pourquoi, à revendiquer le titre de médication
arsenicale.

1. *Bronchite chronique.* — Il est incontestable que les
préparations arsenicales jouissent d'une efficacité très-
grande dans le traitement des bronchites chroniques,

(1) Etude sur quelques symptômes de l'arsenic. Paris, 1863, p. 62.

rebelles et opiniâtres, surtout lorsque les affections chroniques des bronches coïncident ou alternent avec des maladies de la peau.

Les observations de bronchites chroniques guéries à la Bourboule sont généralement des observations de bronchite herpétique. L'apparition de l'affection herpétique peut précéder celle de la bronchite et réciproquement; quelquefois les deux maladies évoluent ensemble.

OBSERVATION **XXIII** (Annales de la Soc. d'hydrologie méd. de Paris t. XVII, recueillie par M. le Dr Chateau).

Bronchite, eczéma, arthrite et hépatite antérieures ; vingt-et-un jours de traitement. Guérison.

Il s'agit d'un jeune homme âgé de 20 ans, malade depuis quatre ans, chez lequel une arthrite du genou droit avec épanchement, suivi bientôt d'un eczéma et plus tard d'une hépatite aiguë, pour laquelle il subit un traitement à Royat, précédèrent de dix-huit mois et consécutivement l'une après l'autre, l'apparition d'une bronchite aiguë, aujourd'hui à son déclin et pour laquelle M. Gueneau de Mussy nous l'adresse à la Bourboule.

A son arrivée, 1er juillet 1871, en outre de sa bronchite à peu près terminée, le malade ressent encore quelques douleurs erratiques dans la région hépatique. Nous n'hésitâmes pas à voir chez lui l'influence d'une diathèse herpétique et arthritique, et cela avec d'autant plus de raison qu'une angine dartreuse et de grosses granulations pharyngiennes vinrent nous démontrer d'une manière certaine l'étiologie des diverses affections auxquelles il était sujet depuis près de trois ans.

Chez lui le traitement fut des plus efficaces ; il a consisté en bains à 32°, avec douches sur le côté droit, et en pulvérisation avec bain de pied à eau minérale à 52°, enfin en boisson minérale, deux à trois verres par jour.

Comme nous l'avons déjà remarqué, la pulvérisation a augmenté les premiers jours la rougeur de l'arrière-bouche ; c'est un fait signalé par M. Bazin, dans ses Leçons sur les eaux minérales, et qu'ont remarqué les médecins hydrologues qui ont à leur station des salles de pulvérisation : ce n'est qu'après cette première période du traitement que l'amélioration se fait sentir. Chez notre malade, c'est seulement vers le dixième jour qu'il y eut diminution dans les phénomènes morbides. A cette époque est apparue une grosse ulcération sur le pilier gauche antérieur; j'ai dû, dans le cours du traitement, la toucher plusieurs fois avec la teinture d'iode, et ajouter une douche laryngée après la pulvérisation.

La toux et la raucité de la voix se sont maintenues presque jusqu'à la fin du traitement ; il s'y est joint le matin quelques crachats rouillés dus à des courses folles dans la montagne et qui probablement venaient de l'état eczémateux des narines ; j'ai du interdire ces excursions fatigantes.

A son départ, 22 juillet 1871, après une saison de vingt et un jours, il y avait encore dans la gorge un peu de rougeur herpétique et des granulations pharyngées, et au laryngoscope un peu de rougeur suspecte des cordes vocales. L'ulcération du pilier gauche avait disparu, l'enrouement persistait encore un peu, la toux avait cessé, l'auscultation ne donnait plus aucun signe morbide.

Je revois ce malade à Paris, en mars 1872 ; l'hiver a été excellent, il ne s'est pas enrhumé une seule fois et n'a plus eu ses crachats rouillés du matin; la dyspepsie n'est pas revenue, mais à la condition de passer une partie de son temps à la campagne. En un mot, il est enchanté de son traitement à la Bourboule et se propose de venir cette année consolider la guérison par une nouvelle saison thermale. Chez lui on voit poindre et l'on peut suivre successivement les phases de l'affection constitutionnelle, d'abord l'arthrite aiguë, l'eczéma, la récidive de l'arthrite, puis l'hépatite aiguë qu'on rencontre si souvent dans l'arthritis, enfin la bronchite. Il ne manque, pour compléter le tableau que l'asthme, et l'évolution serait complète ; je n'ose dire que notre malade en sera exempt, déjà une de ses sœurs est venue demander à la Bourboule un soulagement à cette affection. Cette bronchite a certainement été causée par une de ces poussées herpétiques sur la muqueuse bronchique, et le traitement par les eaux de la Bourboule est un des plus rationels que l'on puisse appliquer.

OBSERVATION XXIV (même source).

Bronchite, lymphatisme, disposition herpétique héréditaire,
deux saisons à la Bourboule, 1870-1871. Guérison.

Joseph A..., de Paris, âgé de 9 ans, est malade depuis l'âge de dix mois ; il vint au monde et fut nourri par sa mère à une époque où la santé de cette dernière était très-affaiblie. A dix mois il eut une première fluxion de poitrine et une seconde à dix-huit mois ; depuis, des récidives continuelles de bronchites et pneumonies, et constamment de la toux le matin à son réveil.

Sa mère a été plusieurs fois atteinte d'eczéma en divers endroits et de granulations herpétiques à la gorge.

Cette disposition se remarque aussi chez le père, qui a de l'asthme et de l'emphysème et a fait pour cela plusieurs saisons au Mont-Dore, il est en outre sujet aux rhumatismes. Le grand père paternel avait la goutte et la gravelle, et le grand père maternel était aussi goutteux.

Cet enfant vint une première fois en 1870 faire une saison à la Bourboule envoyé par MM. les docteurs Monod et Ch. Fauvel, pour combattre cette nature lymphatique, anémique et cette disposition à prendre des affections catarrhales.

Déjà, l'année dernière, j'avais remarqué une disposition emphysémateuse légère et une respiration prolongée ; je l'avais soumis à un traitement général, bain et boisson, deux verres par jour. Dès la treizième pulvérisation je fus obligé de les suspendre pour une légère pleuro-pneumonie survenue à la base du côté droit ; ce jour-là la salle de pulvérisation avait été inégalement chauffée, c'est le seul accident qui me soit arrivé par suite de pulvérisations chez les nombreux malades qui y ont été soumis à la Bourboule, et chez l'enfant il y avait une disposition particulière aux refroidissements.

Dès ce jour, chez lui, le traitement général thermal fut suspendu, et je dus me borner à deux verres d'eau minérale par jour ; il partit pour Dieppe au commencement d'août 1870, où il se trouva assez bien pendant deux mois. Poussée par les événements politiques, la famille alla passer l'hiver à Montpellier ; au mois de janvier il eut une fièvre muqueuse compliquée de bronchite intense pendant un mois, puis après quinze jours une rechute suivie d'une très-longue convalescence.

En mai 1871 il put aller séjourner à Arcachon, assez bien portant jusqu'au 14 juillet, où il vint à la Bourboule pour la seconde fois.

A son arrivée, 16 juillet 1871, je le trouve grandi, engraissé, et assez solide en comparaison de ce qu'il était l'année dernière.

Auscultation : An sommet droit en avant, un peu de souffle prolongé, respiration rude et submatité en arrière ; pour moi, comme je l'avais déjà remarqué l'année dernière, il y a une prédisposition à l'emphysème.

A Montpellier, on avait trouvé une lésion à la base du poumon droit dont je ne vois ici aucune trace.

Il a pu prendre sans interruption 21 bains suivis d'autant de douches sur les jambes et sur le dos, la durée de cette douche à 52° n'a jamais excédé deux minutes, il a bu régulièrement deux verres et demi d'eau par jour, et à la fin trois verres et demi.

A cause de l'accident de l'année dernière je me suis abstenu de pulvérisations ; il part le 7 août 1871. Nous n'avons éprouvé aucun accident pendant le traitement, il a toujours la même impressionnabilité à l'air et au changement de température, toujours un peu de toux le matin et la respiration accentuée. A l'auscultation, au sommet droit en arrière, la respiration est un peu plus rude et moins sonore que du côté opposé, et à la base, seulement quelques bulles qui disparaissent à la troisième ou quatrième inspiration.

Chez cet enfant, comme nous le disions tout-à-l'heure, il y avait toutes les dispositions héréditaires diathésiques, et les manifestations des muqueuses pulmonaires et bronchiques ne lui ont pas fait défaut. Je suis très-porté à croire que ces poussées congestives si fréquentes sont dues à des manifestations herpétiques ; il est probable que nous en verrons plus tard chez lui des preuves manifestes ; notons déjà sa prédisposition emphysémateuse : il serait même à désirer qu'il eût une manifestation herpétique à l'extérieur, ce serait probablement le moyen de le débarrasser de ces bronchites si fréquentes; nul doute que les eaux de la Bourboule ne contribuent puissamment à cet effet et n'amènent ainsi une heureuse mutation.

En attendant, comme effet immédiat, elles ont enlevé promptement son léger catarrhe et fait disparaître l'anémie prononcée que nous avons remarquée à son arrivée.

Nous avons revu cet enfant à Paris (10 mars 1872) l'hiver a été bien meilleur que les autres années ; il a pu rester à Paris et n'a pas en de bronchite; je le trouve grandi et un peu renforcé.

L'amélioration commencée à la Bourboule va continuant et progressant; sur notre avis il viendra faire une troisième saison cette année.

OBSERVATION XXV (Archives de la Soc. d'hydrologie méd. de Paris t. XVII, recueillie par M. le Dr Chateau).

Bronchite, adénite inguinale et axillaire, scrofulide du voile et de la voûte du palais. Vingt-quatre jours de traitement. Guérison.

M. M..., de Versailles, est âgé de 36 ans ; il a y quinze ans, il avait eu des ulcérations de la muqueuse labio-gingivale sans avoir jamais eu, dit-il, d'affection syphilitique; consécutivement il eut plusieurs années de suite de bronchites pour lesquelles il vint faire trois saisons au Mont-Dore, la dernière en 1866. Deux ans après apparurent des ganglionites à l'aine et successivement à l'aisselle et au pli du coude, pour lesquelles il subit divers traitements. Enfin, il y a dix mois, survint un épaississement ou scrofulide tenace de la muqueuse palatine pour laquelle son médecin, M. le docteur Randon, de Versailles, me l'adresse à la Bourboule.

A son arrivée, 11 juillet 1871, je constate une hypertrophie considérable des glandes du voile du palais, et un épaississement avec induration de la muqueuse de la voûte palatine, de plus une rougeur herpétique occupant toute la surface de ces parties et s'étendant jusqu'aux piliers, l'épiglotte et les cordes vocales supérieures, ce que l'on constate facilement au moyen du laryngoscope. Je le soumets aux bains à 35°, aux pulvérisations et douches laryngées, deux fois par jour, et à deux verres d'eau minérale chaque jour. Pendant le cours du traitement, la diarrhée nous force quelquefois à suspendre ou à diminuer la boisson, et dès le treizième jour un point de côté, que le malade avait déjà remarqué pendant ses saisons au Mont-Dore, nous force à suspendre les bains et à nous contenter des pulvérisations et douches laryngées. A son départ, 4 août 1871, l'hypertrophie glandulaire, qui était en partie disparue pendant le cours du traitement, tend à revenir de nouveau, un peu surexcitée sans doute par l'usage trop prolongé des douches laryngées, que le malade avait continuées malgré nos observations ; il est probable que d'ici quelques jours l'irritation locale étant calmée, le véritable effet du traitement déjà entrevu pendant la cure se produira, c'est-à-dire la disparition complète de l'hypertrophie glandulaire.

16 mars 1872. Mes prévisions ne m'ont point trompé : son médecin, M. le docteur Randon, m'écrit aujourd'hui de Versailles que cette hypertrophie a entièrement disparu, et que le système ganglionnaire est en bon état. Il m'instruit en même temps d'un effet extraordinaire qui s'est produit immédiatement après la saison de la Bourboule ; pendant son voyage en chemin de fer pour retourner à Versailles, le malade a été pris subitement d'une monomanie de suicide, il a dû, pour y échapper, se réfugier dans des compartiments remplis de voyageurs, et aujourd'hui encore M. Randon trouve chez lui quelque chose d'insolite dans son état, et une anémie assez profonde persistante.

A la suite de son observation, M. Château ajoute que l'histoire de ce malade peut donner lieu à plusieurs considérations. D'abord la bronchite fréquente avec récidive, avant l'apparition des adénites et, plus tard, des scrofulides, et, en dernier lieu, comme dernière manifestation, une monomanie grave, venant subitement à la suite d'un traitement qui a agi directement et détruit en partie les symptômes extérieurs de l'affection. Ne pourrait-on pas, sans être traité d'idéologue, voir encore ici une nouvelle localisation de la maladie, une nouvelle métastase de l'eczéma sur les enveloppes cérébrales ; n'y aurait-il pas là quelque chose d'analogue à ces cas d'affections mentales succédant immédiatement à la disparition de la pellagre (Château).

OBSERVATION XXVI (même source).

Bronchite, vingt jours de traitement. Guérison.

M. S..., de Mitry-Morry (Seine-et-Marne), âgé de 59 ans, marchand de vins en gros, est malade depuis deux ans ; la toux est fréquente, presque constante et les crachats jaune rouillé.

En octobre 1869, il eut des étouffements assez intenses ; en juin 1870, il va consulter M. le professeur Béhier qui lui prescrit une solution arsénicale et l'envoie compléter son traitement à la Bourboule.

Il arrive le 13 juillet 1870 ; je trouve au sommet droit une légère matité, des râles sibilants peu nombreux dans tout le poumon droit, et de l'expiration prolongée à la base ; rien à gauche. La toux est encore fréquente et les crachats nombreux. M. S..., fait une saison de vingt jours.

Bain à 35° tous les matins, boisson deux ou trois verres par jour, inhalations et pulvérisations locales une fois par jour.

Dès le septième jour du traitement les râles humides avaient disparu au sommet et à la base, la respiration était légèrement bronchique. Le quatorzième jour il n'y avait plus de matité au sommet droit ; la résonnance était parfaite des deux côtés, quelques râles humides au début qui disparaissaient vers la quatrième inspiration.

Enfin, le 31 juillet, je ne trouve plus rien d'anormal d'aucun côté, la toux a entièrement disparu et l'état général est des plus satisfaisants.

Notre malade n'est pas encore saturé, mais ne voyant plus d'utilité à continuer le traitement, je le renvoie chez lui le vingtième jour de son arrivée, le considérant comme complètement guéri.

C'est ici un cas remarquable de guérison d'une bronchite chronique, datant de plusieurs années, ayant résisté à tous les autres traitements, complètement enrayée en vingt jours par les eaux arsenicales de La Bourboule.

II. *Asthme.* — Le traitement des maladies chroniques de l'appareil respiratoire est encore une chose toute récente à La Bourboule, et cependant malgré le voisinage du Mont-Dore les asthmatiques y sont assez nombreux.

Cette affection bizarre que Bretonneau appelait *l'épilepsie du poumon* est une des plus communes et des plus difficiles à guérir.

Il y a bien un asthme essentiel, mais il est ordinairement symptomatique, et vient s'ajouter aux phlegmasies chroniques des bronches, à l'emphysème pulmonaire, aux tubercules et aux maladies chroniques du poumon, à la tuberculose des ganglions bronchiques, aux maladies du cœur ou de l'aorte, comme complication plus ou moins pénible.

M. le Dr Chateau croit, lui, « que l'asthme est presque toujours lié à une diathèse, soit herpétique, soit arthri-

tique ; la bronchite, le catarrhe, la pneumonie par conséquent, au lieu d'être une cause prédisposante de l'asthme,
ne seraient encore dans ce cas qu'une manifestation de
la diathèse, une poussée herpétique, par exemple, sur la
muqueuse pulmonaire, manifestation qui précèderait ou
suivrait l'apparition de l'asthme, d'autres fois coïncide-
rait avec lui. »

OBSERVATION **XXVII** (Extrait des Annnales de la Société d'hydrologie
médicale de Paris, t. II, recueillie par M. le Dr Chateau).

Asthme humide, catarrhe bronchique, nervosisme, eczéma laryngé et
nasal ; vingt-deux jours de traitement. Amélioration.

Madame M..., de Paris, âgée de 43 ans, est malade depuis dix ans et tousse
depuis vingt ans.

M. le Dr Mouod lui a donné des soins depuis plusieurs années, pour des
accidents hystériques, et il écrit qu'elle est dans l'impossibilité de supporter
aucun médicament.

A son arrivée (15 juillet 1870), elle nous dit qu'elle est d'un tempérament
nerveux, fille d'un père goutteux, mort de la goutte, et goutteuse elle-même ;
elle a un catarrhe depuis vingt ans et un asthme depuis deux hivers ; enfin,
depuis deux mois, elle est atteinte d'un coryza chronique et d'un eczéma des
narines.

Au laryngoscope je trouve une laryngite et une pharyngite granuleuse ; de
plus on observe un léger œdème des membres inférieurs et du ventre ; depuis
trois mois, elle a des crises hystériques avec vomissements et dyspepsie. La
sensibilité de la peau est exagérée ; je constate un emphysème pulmonaire
avec bronchite, la toux est fréquente, les crachats mélangés de stries sangui-
nolentes et quelquefois de sang pur. Hier, en arrivant, elle a été prise d'une
attaque d'asthme qui a duré toute la nuit et est un peu calmée aujourd'hui ;
l'oppression est fréquente et souvent considérable ; les règles sont peu abondantes, souvent un peu de leucorrhée.

Le traitement consiste en inhalations pendant vingt minutes, matin et soir,
suivies d'un bain de pieds à 52° à eau courante et, vu l'état d'intolé-
rance de l'estomac, seulement un quart de verre d'eau minérale deux fois
par jour.

Elle a pu, avec des phases diverses et des interruptions d'un ou deux
jours, suivre un traitement de vingt-deux jours.

A son départ, 29 août 1870, l'état général est meilleur ; au dire même de
son mari qui l'accompagne, l'état névrosique et spasmodique est affaibli, les
oppressions beaucoup moins fortes, les crachats beaucoup plus rares, la toux

moins fréquente ; en avant, seulement, encore quelques râles sibilants ; l'estomac seul n'a pas trouvé d'amélioration ; notons surtout la diminution du catarrhe bronchique et la disparition de l'asthme et de l'eczéma des narines et du pharynx.

Peut-être une prolongation de traitement eût-elle encore donné des résultats plus satisfaisants, mais c'était au mois d'août 1870, et l'état des esprits ne permettait pas le calme que réclame si impérieusement un traitement thermal ; j'ai préféré la laisser partir.

OBSERVATION XXVIII (même source).

Asthme compliqué de bronchite, eczéma des membres inférieurs, du pharynx. Amélioration, puis rechute immédiate sous l'influence d'un changement brusque de température.

Madame L..., de Paris, âgée de 22 ans, mariée depuis deux ans, a déjà fait deux fausses couches, l'une à six semaines, l'autre à trois mois. Elle a depuis huit ans des accès d'asthme fréquents auxquels, depuis l'année dernière s'est jointe une manifestation herpétique très-prononcée, un eczéma squameux à la paume des mains et une éruption lichénoïde aux jarrets et à la partie interne des cuisses.

On a tout essayé contre cette double affection ; la seule médication efficace jusqu'à ce jour a été la médication arsenicale, m'écrit M. le Dr Potain qui m'adresse cette malade à la Bourboule ; de plus, me dit-il : « Vous trouverez des granulations pharyngiennes nombreuses, point de départ souvent de poussées congestives vers les muqueuses bronchiques ou laryngées, auss a-t-elle des coryzas fréquents et une grande facilité à prendre des bronchites vec ou sans asthme. »

Déjà, il y a sept ans, cette dame avait été faire un traitement au Mont-Dore, c'était la première année de son asthme et elle venait d'en avoir successivement deux attaques.

Son père encore vivant est sujet aux rhumatismes et à la goutte. Elle arrive à la Bourboule le 6 juillet 1871; pendant le voyage en chemin de fer, elle avait ressenti les premiers symptômes d'un accès qui n'avait pas reparu depuis un an environ. Le soir de son arrivée il se déclare avec toute son énergie et je suis obligé de passer auprès d'elle une partie de la nuit ; il dure quatre jours avec menace constante de suffocation.

Dès le quatrième jour, malgré l'accès persistant, je lui fais administrer une douche à 50° sur les extrémités inférieures et la fais tenir dix minutes dans une de nos petites étuves à 35 degrés ; le soir, amélioration sensible et nuit calme.

Le 13, demi-bain et douche, première séance dans la salle d'inhalation, amélioration persistante.

A partir du 15, cette dame peut sortir et se promener.

Le 16, elle monte au Casino jusqu'au kiosque, environ 100 mètres plus haut que son hôtel.

Le 18, je puis pratiquer la laryngoscopie ; je reconnais une rougeur vive eczémateuse des piliers, de la luette et de la face postérieure de l'épiglotte ainsi que les granulations signalées par M. le Dr Potain ; elle continue le traitement : demi-bain, inhalations, douche laryngée, deux verres d'eau de la Source Mabru chaque jour.

Le 22, à la suite d'une excursion fatigante sur la montagne et d'un orage avec un abaissement subit de 10° dans la température, nouvel accès qui dure trois jours ; interruption du traitement thermal ; des pluies abondantes nous forcent à différer de quelques jours de reprise ; sur ces entrefaites, notre malade, surexcitée, inquiète de ces deux rechutes successives, veut aller au Mont-Dore où elle avait déjà subi un traitement, et, malgré les conseils de son médecin qui l'avait spécialement envoyée à la Bourboule à cause de son herpétis, le considérant comme une des causes de son asthme, malgré nos avis sur la différence d'altitude des deux stations et le plus de chances qu'elle aurait d'avoir une nouvelle crise au Mont-Dore, elle part pour cette station.

J'ai appris depuis qu'elle avait pu y faire un traitement de trois semaines ; mais l'hiver suivant n'a pas été bon, elle a eu des crises d'asthme fréquentes, accompagnées de bronchites.

Dans ces deux observations, nous trouvons l'asthme lié à une diathèse générale, et c'est là le cas le plus ordinaire ; rarement l'asthme reste essentiel. Trousseau disait même qu'il avait constaté la diathèse herpétique chez tous les asthmatiques.

« M. Chateau admet que lorsque l'asthme prend pendant quelques jours la forme continue, avec sécrétion exagérée des bronches, il se fait sur la muqueuse pulmonaire une poussée eczémateuse analogue à celles que l'on a déjà vues ou que l'on verra plus tard sur la peau, en même temps que l'allure bizarre, intermittente, puis rémittente de la maladie, pourra expliquer d'une manière irrécusable l'élément nerveux, c'est-à-dire la névrose proprement dite.

« Il ajoute que les dartres, les rhumatismes, la goutte, les hémorrhoïdes sont des affections que l'asthme peut remplacer, et réciproquement elles peuvent remplacer

<table>
<tr><td>Clérault.</td><td>12</td></tr>
</table>

l'asthme. Ce sont des expressions différentes d'une même maladie.

« L'herpétis étant presque toujours la cause prédisposante de l'asthme, il y a donc nécessité d'instituer un traitement plutôt dirigé contre la diathèse que contre la manifestation névrosique de l'asthme, de là le grand avantage qu'auront sur ces affections les eaux de la Bourboulé.

« Probablement chez la malade de l'observation XXVIII les bronchites si fréquentes étaient causées par des poussées herpétiques sur les muqueuses pulmonaires. Ajoutons enfin que chez elle le changement de lieu a provoqué une crise immédiate avant même son arrivée à la Bourboule. C'est un phénomène auquel les médecins des stations thermales sont assez accoutumés ; dès les premiers jours de leur arrivée, au plus tard le lendemain, les malades sont pris de leur accès. Ce fait signalé par M. Richelot, est aussi rapporté par plusieurs médecins des Pyrénées ; je l'avais moi-même constaté dès ma première saison à la Bourboule en 1869. »

OBSERVATION XXIX (même source).

Jeune dame de Paris âgée de 32 ans, envoyée par MM. Nélaton et Gueneau de Mussy. Elle souffrait d'un *asthme* depuis quelques années, et avait *des accès périodiques accompagnés de bronchites fréquentes*. Elle était d'un tempérament lymphatique, profondément anémique, et mes honorables maîtres avaient pensé que la Bourboule lui serait très-efficace.

Dès le soir de son arrivée, l'accès d'asthme se montra avec une violence incroyable ; son mari qui l'accompagnait me dit que pareil fait se manifestait toujours ainsi chez elle, soit au Mont-Dore, soit à Cauterets, et toujours le soir même de son arrivée dans la montagne.

Cette dame était enceinte de trois mois ; je ne pouvais avoir recours aux bains ni aux douches, je dus donc me borner à installer auprès d'elle des appareils pulvérisateurs mobiles, et dans l'intérieur de sa chambre des seaux d'eau minérale à 52° et renouvelés souvent. Au bout de deux jours, elle pouvait aller à notre petite salle d'inhalation, ou elle restait d'abord une demi-heure, puis une heure et quelquefois deux heures consécutives. Les deux premiers jours il fallut la porter dans une chaise à porteurs; dès le troisième jour elle s'y rendit a pied, et le cinquième jour elle montait sans le secours d'un bras ou d'une canne toutes les petites montagnes des environs.

Chez cette malade, les inhalations jointes à l'eau en boisson à la dose d'un demi-verre matin et soir, ont suffi pour amener rapidement une amélioration qu'il fallait ordinairement beaucoup plus de temps pour obtenir aux autres stations thermales.

Elle fit à la Bourboule un traitement de 22 jours et partit momentanément guérie ; son mari que j'eus occasion de voir au commencement du printemps 1871, me dit qu'elle n'eut pas une récidive pendant l'hiver, et la crainte seule d'un nouvel accès à son arrivée l'a empêchée de venir continuer les heureux effets d'une première saison.

OBSERVATION XXX (même source).

Herpétis asthme succédant à un ecczéma ; soulagement, puis guérison.

M. P..., de Paris, âgé de 7 ans et demi, arrive à la Bourboule le 22 juin. Cet enfant était affecté depuis l'âge de trois ans d'un eczéma qui a successivement occupé la tête et le corps.

A cinq ans, cet eczéma a cessé et a été remplacé par un asthme pour lequel on l'a envoyé deux ans de suite auz eaux de Cauterets.

Cet enfant est sujet à des refroidissements subits dont les effets se manifestent sous forme d'asthme, tantôt sec et tantôt humide.

Pendant l'hiver 1869 à 1870, nous avons été plusieurs fois à même de constater ces variations, et c'est sur nos propres indications qu'il vint nous trouver à la Bourboule. Son frère aîné, âgé de 9 ans, était en même temps traité pour une affection articulaire, une arthrite chronique.

A l'arrivée de notre jeune malade, nous constatons un peu de souffle prolongé dans les deux sommets, quelques râles sibilants et ronflants, et un léger emphysème pulmonaire.

Nous les soumettrons au régime suivant. Bains à 35°, vingt minutes tous les jours, pulvérisations générales ou inhalations pendant quinze minutes, une fois par jour, suivies d'un bain de pieds à 52° de cinq minutes. Au bout de treize jours du traitement, les râles sibilants avaient entièrement disparu ainsi que la respiration emphysémateuse. Depuis huit jours, nous avions ajouté après le bain une douche chaude à 50° pendant trois minutes au devant de la poitrine.

Nous indiquons un repos de deux jours ; les râles sibilants reparaissent dès le deuxième jour. Reprise générale du traitement avec les douches. Quatre jours après, tous les phénomènes morbides avaient disparu de nouveau. Les évènements politiques rappelaient le père sur la frontière des Vosges; il part désespéré de ne pouvoir nous laisser son enfant plus longtemps. Cependant il est parti guéri et doit continuer pendant deux mois l'usage interne de l'eau de la Bourboule.

Voilà donc encore un cas où l'asthme succède immédiatement à l'eczéma, et il se montre souvent accompagné de bronchite, résultat probable d'une poussée herpétique sur la muqueuse pulmonaire. Enfin, le frère est atteint d'arthritis.

OBSERVATION XXXI (même source).

Asthme et bronchite. Ecthyma simplex. Vingt-et-un jours de traite-
ment. Guérison. Syphilis intercurrente.

Monsieur M..., capitaine d'infanterie, malade depuis trois ans, est atteint d'un asthme depuis la campagne de France.

Après Metz, il a été envoyé prisonnier de guerre à Ems en Allemagne. A son retour, il a fait la campagne de Paris contre la Commune ; son asthme et sa bronchite datent de cette époque.

La bronchite est aujourd'hui passée à l'état chronique ; il éprouve constamment de la gêne avec un peu d'étouffement et d'oppression.

Envoyé en convalescence dans son pays, la Creuse, il nous est adressé à la Bourboule le 21 juillet 1871.

A son arrivée, je constate quelques pustules ecchymateuses sur le tronc et les membres et un petit furoncle à la jambe gauche ; à l'auscultation un peu d'emphysème pulmonaire et les râles de la bronchite.

Le traitement consiste en bains à 35° 30 minutes ; immédiatement après, douches à 50', cinq minutes. Le soir inhalation, bain de pieds à eau courante à 52'.

Dès le douzième jour l'oppression, qui depuis le troisième jour n'existait plus qu'à de rares intervalles, avait entièrement disparu. Le malade pouvait monter l'escalier en courant. Une douleur vive, intermittente dans la gorge et les oreilles, survient tout à coup et persiste avec exacerbation pendant quelques jours.

Le Laryngoscope me fait découvrir une rougeur vive de l'arrière bouche et du larynx, soupçonnant une cause rhumatismale, par suite des misères de la captivité et les nuits passées sous la tente, j'essaye inutilement le sulfate de quinine, et j'ai le bonheur de le débarrasser de cette atroce douleur par une seule injection hypodermique de chlorhydrate de morphine à la région mastoïdienne.

Le dix-neuvième jour de son traitement, il se sent assez fort pour faire une longue partie de chasse dans la montagne.

Il part le 12 septembre 1871, guéri de son asthme et de son ecthyma ; seulement encore quelques râles muqueux à gauche. Le jeu des poumons est plus étendu, plus libre, quoique pourtant il ne soit pas encore complet. — L'état général est parfait et les forces entièrement revenues.

Il a pris vingt et un bains et douches, et bu chaque jour trois verres d'eau minérale. Il doit continuer l'usage interne des eaux de la Bourboule.

Au mois de novembre, il vient me voir dans mon cabinet à Paris : il n'a pas eu de récidive de son asthme, ni de sa bronchite, la poitrine me paraît entièrement libre ; je constate sur les amygdales et sur les piliers antérieurs des plaques muqueuses, résultat me dit-il de son passage à Clermont en allant à la Bourboule, et probablement la cause de ces violentes douleurs de la gorge et des oreilles dont j'avais eu tant de peine à le débarrasser. Chez ce malade le traitement des eaux de la Bourboule a été des plus efficaces ; comme dans toutes les affections diathésiques il y aura probablement récidive mais le fait n'en restera pas moins acquis à la sienne d'une guérison rapide, quoique momentanée de l'asthme par les eaux de la Bourboule et par un traitement beaucoup moins actif et beaucoup moins rigoureux que celui mis en usage au Mont-Dore.

III. *Angines et laryngites chroniques.* — M. le Dr Noël Gueneau de Mussy a groupé et réuni ces diverses affections sous le nom d'angine glanduleuse ; qu'elles soient continues ou intermittentes, les altérations de la voix sont en effet accompagnées « du développement morbide des glandules du pharynx, du larynx et du voile du palais, faisant saillie à la surface de la membrane muqueuse et formant des granulations de volume et de configuration divers. »

M. Gueneau de Mussy montre ensuite la relation très-fréquente de l'angine glanduleuse avec la diathèse herpétique. Les manifestations dartreuses ou arthritiques s'allient souvent au développement de l'angine dite glanduleuse, ce qui tendrait à prouver qu'elle n'est qu'une affection secondaire, diathésique, au même titre que les éruptions cutanées, telles que l'herpès, l'eczéma, etc., qui viennent souvent la compliquer ; à l'appui de cette opinion, qui n'est pas personnelle, nous citerons les observations rapportées dans l'ouvrage de M. Gueneau de Mussy, et enfin celles qui vont suivre.

Les eaux sulfureuses étaient autrefois presque exclusivement employées dans le traitement de cette affection. Il y a dix ans, on ne voyait pas à la Bourboule de malades atteints d'angines et de laryngites chroniques ; la brochure de M. Peironnel, qui ne date que de 1865, ne laisse même pas entrevoir la possibilité de les améliorer ou de les guérir.

Depuis, ces angines viennent en assez grand nombre chaque année à la Bourboule, et les résultats obtenus sont des plus satisfaisants. Le traitement employé consiste surtout en inhalations, en pulvérisations locales et en boisson ; sauf des indications spéciales, l'emploi des bains doit être assez restreint dans ces affections. Les douches sur les extrémités et les bains de pieds peuvent exercer une dérivation quelquefois salutaire.

Observation XXXII (inédite).

Laryngite chronique.

Le 15 janvier 1877, Mlle G..., élève du Conservatoire (classe du chant) vint consulter au dispensaire de M. le D^r Ch. Fauvel. Cette demoiselle âgée de 19 ans, est atteinte d'une légère raucité de la voix et se plaint en même temps d'avoir dans le larynx des mucosités qui passent entre les cordes vocales pendant qu'elle émet des sons, ce qui produit l'accident si connu sous le nom de chat.

Elle attribue son état à un refroidissement intense contracté au mois de décembre dernier en sortant du théâtre.

La santé générale est assez bonne ; la malade est grande, un peu maigre, brune, bien constituée. Les règles viennent régulièrement. Depuis son refroidissement, elle tousse un peu mais n'a jamais craché le sang.

A l'examen du larynx, on trouve les cordes vocales inférieures légèrement grisâtres. Elles sont couvertes de mucosités blanchâtres. Les deux aryténoïdes et même tout le vestibule du larynx est rouge. La portion de la tranchée visible au laryngoscope est très-congestionnée.

A la percussion de la poitrine on ne trouve rien de bien notable à l'auscultation du côté droit, on trouve en haut et en avant une expiration peut-être un peu prolongée.

Le diagnostic de laryngite catarrhale est porté, avec un point d'interrogation visant la tuberculisation possible ultérieurement. Dans cette prévision on prescrit à la malade : 1° application d'un emplâtre de Thapsia dans le dos. 2° Tous les matins, un verre d'eau de la Bourboule coupé avec du lait. 3° deux fois par jours, faire une pulvérisation de dix minutes avec le pulvérisateur Siegler chargé d'eau de la Bourboule.

Le traitement est suivi jusqu'au 5 février, à cette date, la voix a repris son timbre normal.

Il y a encore de temps à autre quelques mucosités qui passent entre les cordes vocales, mais ce n'est plus qu'un léger accident, la toux a disparu. L'expiration prolongée existe toujours au sommet droit.

On conseille à Mlle G..., de se mettre à l'huile de foie de morue et au sirop de l'acto-phosphate de chaux.

De plus on l'engage vivement à aller faire une saison aux eaux de la Bourboule, où nous pensons la revoir.

OBSERVATION XXXIII (Archives de la Société d'hydrologie médicale de Paris, t. XVII, recueillie par M. le Dr Chateau).

Eczéma général, angine couenneuse ou dartreuse : vingt jours de traitement. Guérison.

M. B..., de Saint-Lô (Manche), adressé par M. Barthez, âgé de 24 ans, est malade depuis un an environ. Son père, mort récemment d'une maladie de cœur, a eu un eczéma aux jambes vers la fin de sa vie ; quant à notre jeune homme, au mois de juin 1870, il avait été atteint d'un eczéma occupant les bourses, l'anus et les mains, il en avait été guéri vers le mois d'octobre de la même année ; après la campagne de 1870-71 l'eczéma a reparu au printemps.

A son arrivée à la Bourboule, 16 juillet 1871, l'eczéma occupe le pli génito-crural, le pourtour de l'anus et l'extrémité supérieure du gland, de plus, je constate un peu d'enrouement et de nasillement ; au laryngoscope, je trouve une rougeur herpétique de l'arrière-bouche et de la face profonde des narines surtout à gauche, cette rougeur se continue sur les cordes vocales et l'épiglotte et est accompagnée de granulations nombreuses, surtout sur la paroi postérieure du pharynx.

Il fait vingt jours de traitement : bains à 35°, douches à 52°, cinq minutes pulvérisations et douches laryngées deux fois par jour une demi-heure. Boisson deux verres par jour, source Choussy.

Il part le 3 août, guéri de son eczéma et de son angine, débarrassé de son enrouement et de son nasillement. Il doit continuer chez lui l'usage de l'eau de la Bourboule, après un repos de quinze jours, nécessité par une légère diarrhée. Il est probable qu'il y aura chez lui des récidives fréquentes, l'angine granuleuse étant une des affections dont les récidives sont les plus nombreuses ; ce qui n'étonnera personne, une fois la nature diathésique bien établie.

OBSERVATION XXXIV (même source).

Pharyngite granuleuse, laryngite herpétique, granulations utérines,
anémie, nervosisme. Vingt jours de traitement. Amélioration générale. Guérison des granulations.

Madame P..., de Brest, âgée de 29 ans, mère de deux enfants, est depuis
un an atteinte de bronchite et d'angines inflammatoires assez fréquentes; elle
est sujette à un état catarrhal pour ainsi dire général, et qui s'est spécialement manifesté sur les bronches, le larynx et l'utérus, et a donné lieu à des
expuitions muqueuses de ces divers organes.

M. Monod a constaté chez elle une pharyngite granuleuse avec irritation
du larynx, de l'anémie et quelques phénomènes hystériques ; il a pensé qu'une
saison à la Bourboule lui serait utile.

A son arrivée, 15 juillet 1870, outre l'angine glanduleuse et sa rougeur
caractéristique, je trouve un léger catarrhe utérin et les granulations utérines
signalées par M. Monod. Madame est souvent abattue et nerveuse, elle a des
ours d'une incroyable activité, d'autres jours elle est incapable de faire aucun
mouvement.

Nous prescrivons un traitement très-modéré..... Les trois premiers jours
seulement un bain à 32° et un demi-verre d'eau matin et soir, le quatrième
jour, une douche utérine pendant cinq minutes et une pulvérisation laryngée
le soir.

Le septième jour des contrariétés morales, le départ du mari, rappelé par
les évènements politiques, apportent un certain trouble dans l'état général
et me font suspendre le traitement pendant deux jours ; enfin, après plusieurs
alternatives de bien et de mal, voyant chez elle des signes de saturation minérale, je crois devoir la renvoyer.

Elle part le 9 août, ayant pris vingt bains, quinze douches utérines à 52° et
bu deux à trois verres d'eau de la source Choussy chaque jour, elle avait aussi
pris régulièrement une à deux pulvérisations par jour. J'ai pu constater la
disparition de l'angine et des granulations pharyngiennes et utérines ainsi que
du catarrhe utérin, mais l'état de nervosisme, qui avait paru céder vers le
dixième jour du traitement, était revenu avec plus d'intensité. Chez elle la
cure ne fut pas aussi satisfaisante qu'elle aurait dû l'être. Au début, comme je
j'ai constaté chez un grand nombre de malades, il y eut exacerbation des phénomènes morbides ; l'angine parut augmenter les cinq premiers jours, et ce
n'est qu'en persistant qu'elle vit disparaitre cette angine inflammatoire qui
accompagne si souvent les premières pulvérisations.

OBSERVATION XXXV (même source).

Herpétis, eczéma naso-laryngé. Bronchite antérieure. Colique hépatique, deux saisons à la Bourboule. Amélioration.

Madame Z..., du Havre, âgée de 34 ans, est malade depuis dix-huit mois; elle a craché une première fois du sang en 1869, une seconde fois plus abondamment en août de la même année.

« La maladie, dit M. le Dr Cazalis qui nous adresse cette malade, a débuté par une succession d'accidents larvés, accès de fièvre, abcès sous-maxillaires, faiblesse générale profonde, pour aboutir à l'état actuel qui persiste depuis plusieurs mois; cet état est une fluxion herpétique continue, qui occupe les fosses nasales, la muqueuse buccale, le pharynx et se prolonge dans la partie supérieure des voies respiratoires; à cet état chronique viennent se joindre à des intervalles rapprochés des fluxions aiguës, ou du moins subaiguës, de sorte qu'en ce moment nous avons affaire à une maladie encore active en cours d'évolution. »

Les organes thoraciques examinés avec le plus grand soin par M. Cazalis, et ensuite par nous à son arrivée à la Bourboule, ne nous ont rien fait trouver de suspect; le bruit respiratoire un peu obscur en certains points s'explique facilement par l'état morbide de la muqueuse à la partie supérieure; pour M. Cazalis, il n'y a point de granulations dans le parenchyme; c'est une maladie exclusivement herpétique, dont le siége est à la partie supérieure de l'appareil respiratoire; il pense que nos eaux de la Bourboule contribueront puissamment à modifier cet état général.

Arrivée le 20 juillet 1870, l'examen laryngoscopique nous fait reconnaître la rougeur herpétique de toute l'arrière-bouche, de l'épiglotte et des cordes vocales supérieures, aucune lésion sur les cordes vocales inférieures. La même rougeur se montre à l'intérieur des fosses nasales et à l'ouverture des trompes d'Eustache. Madame a quelquefois des bourdonnements d'oreille et un peu de surdité, la voix est nasale.

Cette malade fait à la Bourboule une saison de vingt-cinq jours. Elle a pris régulièrement deux pulvérisations et douches laryngées et nasales chaque jour, bu de trois à quatre verres d'eau minérale, et dans la deuxième partie de son traitement pris douze bains à 35º et quelques douches générales sur divers points douloureux.

A son départ, il n'y avait plus de traces d'eczéma à l'entrée des fosses nasales, encore un peu sur la luette et les piliers antérieurs; on ne percevait plus aux deux sommets les râles muqueux que j'avais constatés à son arrivée, par conséquent disparition de l'eczéma à l'origine des bronches.

L'année suivante, 1871, la malade revient à la Bourboule, renvoyée par M. Cazalis; malgré l'hiver rigoureux et les circonstances pénibles de la guerre, Madame n'a pas toussé, et sauf une extinction de voix, pendant trente-six heures, la santé a été parfaite.

Vers le 15 du mois d'avril, coliques violentes, précédées de gonflement du ventre et de retard dans les règles, et qui ont fini avec leur apparition ; trois semaines après, même crise, plus deux vomissements ; depuis cette époque, sensation douloureuse dans le côté gauche. M. Cazalis se demande si Madame n'a pas eu une colique hépatique ou néphrétique, si ce n'est pas là une nouvelle manifestation de l'herpétisme, et nous engage à surveiller attentivement ce point.

A l'âge de 17 ans, la malade avait eu une fièvre bilieuse, et deux ou trois mois avant la bronchite qui avait signalé le début de l'état actuel, elle avait eu un ictère intense pendant trois semaines.

Aujourd'hui 5 juillet 1871, à son retour à la Bourboule, on ne trouve plus d'eczéma dans la fosse nasale droite, une légère rougeur sur la luette, les piliers antérieurs et la face postériéure de l'épiglotte, quelques granulations sur le pilier gauche.

Murmure vésiculaire plus faible à droite et sonorité moindre de ce côté ; foie et rate, dimension normale ; un peu de douleur dans la région rénale.

Même traitement que l'année dernière ; il a fallu plusieurs fois l'interrompre, soit pour des crises de coliques hépatiques, soit pour des douleurs névralgiques intercostales ou de l'oppression et un peu de toux avec quelques crachats rouillés, néanmoins à son départ tout était rentré dans l'ordre, l'état général était bon, l'eczéma de la gorge et des narines entièrement diaparu ; il y avait persistance d'un peu de nasillement et de surdité dans l'oreille gauche.

Suivant les craintes de M. Cazalis, j'ai eu plusieurs fois, pendant la cure, de la gravelle à constater ; nul doute que les crises observées au Havre n'aient été des crises de coliques hépatiques ou néphrétiques, et qu'il n'y ait actuellement une nouvelle tendance de fluxion herpétique vers ces organes, une nouvelle métastase de la diathèse, si bien prévue par M. Cazalis

Observation XXXVI (même source)

Laryngite chronique. Angine herpétique, hémorrhoïdes fluentes. Anémie.
Deux saisons à la Bourboule. Amélioration notable.

M. C..., de Senlis, âgé de 56 ans, est malade depuis dix-neuf ans ; il a d'abord eu des pertes hémorrhoïdales fréquentes et une anémie consécutive avec des crachements de sang assez abondants.

En 1867, pour la première fois, il eut des rhumatismes articulaires aigus, qui durèrent six semaines ; depuis cette époque, névralgies interscostales erratiques et douleurs rhumatismales dans les membres inférieurs.

Après avoir habité pendant quinze ans le midi de la France, M. C... vint habiter le nord, Senlis, et son état fut beaucoup meilleur ; en 1869, il eut une laryngite aiguë avec extinction de voix, et un point douloureux à la partie antérieure gauche de la poitrine ; l'appétit était conservé, mais les digestions pénibles et les selles glaireuses, la constipation opiniâtre.

M. le Dr Isambert avait constaté chez lui une rougeur un peu vineuse des piliers et du voile du palais ; quelques granulations pharyngées, de la rougeur de la partie postérieure des cordes vocales, des éminences aryténoïdes et de la commissure avec un léger aspect velvétique de cette même commissure. Diagnostic : angine herpétique, un peu d'aspect velvétique de la commissure, à surveiller !

M. Gueneau de Mussy qui l'examinait quelques jours après formulait ainsi son diagnostic : larynginte chronique, pharyngite sèche (scléro-pharyngite), hémophilies, aucune lésion appréciable du poumon, hémorrhoïdes fluentes.

Nos deux confrères, d'accord sur le diagnostic et le traitement, m'adressent l'un et l'autre le malade à la Bourboule ; il arrive le 4 juillet 1870, et après avoir vérifié de nouveau l'état général et local, je lui prescris le traitement suivant :

Pulvérisations deux fois par jour, suivies d'un bain de pied à eau courante à 54° pendant cinq minutea.

Boisson, source Choussy, un demi-verre matin et soir.

Dès le septième jour, la rougeur herpétique avait presque entièrement disparu ; le quatorzième, la douleur sternale gauche n'existait plus et la voix était moins voilée ; l'expectoration, très-abondante les premiers jours, avait complètement cessé, la constipation toujours opiniâtre ; au laryngoscope, nous constations la disparition des productions épithéliales : nous ajoutons au traitement des douches laryngées et un verre d'eau de Pullna le lendemain matin.

Le 22 juillet 1870 rappelle M. C... dans son pays ; la saison a donc été un peu abrégée.

A son départ, nous avons pu constater à peine de la rougeur sur les piliers de la luette ; les cordes vocales sont à peu près blanches, pourtant elles ne rapprochent pas encore, et un prolapsus de la corde gauche, que nous avions remarqué à son arrivée, persiste toujours et continue à entretenir la raucité de la voix ; en un mot, il y a amélioration manifeste.

Le 11 juillet 1871, M. B... vient faire une seconde saison à la Bourboule ; malgré l'hiver rigoureux et la guerre, l'état général de M. B... a été tel qu'il ne l'avait été depuis longtemps ; il n'a eu ni rhumatisme ni crachement de sang, pas même un simple rhume ; les maux de gorge ont été aussi moins fréquents ; mais à partir de mars, la toux est revenue la nuit avec expectoration de matières glaireuses et quelques accès de suffocation ; l'enrouement a augmenté ; de plus, les hémorrhoïdes ont reparu, et avec elles l'anémie. En juin, il vient dans la Corrèze passer un mois, et voit bientôt la toux disparaître ; à son arrivée à laBourboule, il est beaucoup mieux ; comme l'année dernière, l'auscultation ne démontre aucune lésion appréciable, bruit de souffle au premier temps, à peine perceptible dans les carotides.

Laryngoscopie. — Coloration grisâtre des cordes vocales, production épithéliale de la commissure comme l'année dernière, rougeur de la face postérieure de l'épiglotte ; je ne trouve plus la procidence de la corde vocale supérieure.

Il fait le même traitement que l'année précédente : pulvérisations, douches laryngées, et un grand bain tous les deux jours.

Pendant la cure, il éprouve une amélioration successive et croissante; le dix-neuvième jour, la constipation avait cessé ainsi que le flux hémorrhoïdal, ce qui ne lui était pas arrivé depuis bien longtemps. Il fait une saison de vingt et un jours.

A son départ, l'angine herpétique a entièrement disparu. Je vois chez lui une grande amélioration, je n'ose dire une guérison; c'est surtout un complément utile de la première saison. Il doit continuer chez lui l'usage de l'eau de la Bourboule en boisson et en pulvérisation.

OBSERVATION XXXVII (Dr Chateau. Etude sur les eaux
de la Bourboule).

Laryngite granuleuse datant de plusieurs années. Guérison.

M. A..., de Paris, négociant, âgé de 70 ans, est atteint d'une laryngite chronique depuis plusieurs années. Quatre fois déjà il a été à Cauterets, et n'a éprouvé que des améliorations momentanées. Chaque hiver, il est pris de quintes de toux continuelles qui le fatiguent beaucoup et le privent complètement de sommeil. Sur mes indications, il arrive à la Bourboule le 12 août 1869; le laryngoscope me fait voir des granulations laryngées et pharyngées considérables, et une rougeur persistante des cordes vocales; je le soumets aux demi-bains, aux bains de pieds, aux douches laryngées et à deux verres de boisson chaque jour. Après une saison de vingt-deux jours, il part dans un état beaucoup plus satisfaisant. Avec le laryngoscope, je constate la disparition des cordes vocales et la diminution des granulations pharyngées et laryngées.

A son retour à Paris, au mois de septembre, où régnaient des diarrhées épidémiques, il est pris d'une entérite aiguë dont il ne peut se débarrasser avant la fin du mois de novembre. Je l'ai revu dernièrement; il ne tousse plus, n'a eu aucune rechute cet hiver et se considère comme guéri : depuis bien des années, il n'avait éprouvé une telle amélioration.

CHAPITRE XVIII.

Les eaux de la Bourboule sont contre-indiquées toutes les fois qu'il y a de la *néphrite* ou *du catarrhe de la vessie*; et c'est à Vichy, à Vals, à Vittel, à Contrexeville qu'il convient d'envoyer les malades atteints de *gravelle urique* ou *franchement goutteux*.

La goutte touche de trop près à la gravelle urique pour ne pas en parler dès maintenant.

L'accès de goutte aigu pas plus que celui du rhumatisme n'est du ressort de l'hydrologie.

Considérée dans l'ensemble de sa marche et de sa direction, la *goutte chronique*, offre une tendance cachectisante plus ou moins prononcée. C'est cette tendance qui contre-indique presque absolument les eaux bicarbonnées sodiques, et qui les contre-indique d'autant plus qu'elle est plus accusée (Durand-Fardel).

Il faut alors avoir recours aux eaux chlorurées comme la Bourboule ou Balaruc, à moins que les goutteux ne soient névropathiques et très-excitables.

Impuissance. Stérilité. — Nous n'avons pas plus à rechercher et à énumérer les causes de l'impuissance que celles de la stérilité.

D'une manière générale, la stimulation excessive de la pensée affaiblit toujours les facultés viriles, et le savant ne saurait lutter en amour avec un muletier. Il est évident qu'en médecine thermale, on ne doit s'occuper que de l'impuissance correspondant à l'inertie des organes génitaux, à l'affaiblissemeut ou à la paralysie des muscles qui président à l'érection. Cette anaphrodisie n'est le plus souvent que le symptôme d'un état cachectique.

Il faut donc fortifier l'économie affaiblie ou épuisée, et exciter l'action des organes sexuels à l'aide des procédés balnéaires.

S'il y a spermatorrhée, les indications reconstituantes sont encore bien plus impérieuses.

Quant à la stérilité, les eaux minérales comme la Bourboule ne peuvent avoir d'action que dans les cas de prédominence diathésique, lymphatique ou autre.

OBSERVATION XXXVIII (inédite).

Anémie. Spermatorrhée.

M. C..., âgé de 40 ans, anémique, atteint depuis plusieurs années de spermatorrhée, avait usé de toutes les médications reconstituantes possibles; il s'était adressé même aux spécialistes qui s'affichent et ne s'avouent pas. Il vint à la Bourboule pendant l'été de 1876 et put faire deux saisons la même année. Les pertes séminales, autrefois journalières, n'ont pas reparu depuis un an.

Dans les cas de spermatorrhée ou d'impuissance, les eaux de la Bourbole agissent par leurs propriétés reconstituantes : cela ne les empêche pas, comme les préparations arsenicales en général, d'être passagèrement anaphrodisiaques et d'émousser assez souvent l'initiative du désir vénérien.

Affections utérines. — Nous avons parlé, déjà dans le chapitre de l'hygiène thermale, des dangers des bains chauds pendant l'époque menstruelle ; nous n'y reviendrons pas.

Les tumeurs utérines ou ovariques n'ont aucun bénéfice à attendre des eaux minérales. Les engorgements et les ulcérations de l'utérus, les catarrhes de l'utérus et du vagin, réclament seuls, par leur persistance, l'intervention d'un traitement thermal, et encore lorsqu'ils sont entretenus par un état constitutionnel ou diathésique quelconque, comme la scrofule, le lymphatisme, l'anémie, l'herpétisme, le rhumatisme, etc.

Il n'existe point d'eaux minérales spéciales pour le traitement des maladies de l'utérus. Les spécialisations que la pratique a paru consacrer sur ce sujet ne sont qu'apparentes.

L'appareil utérin est un de ceux qui deviennent le plus facilement le siége de fluxions actives inopportunes; aussi l'eau de la Bourboule doit-elle être employée avec discernement: il faut alors la prescrire surtout sous forme de boisson et réserver les douches vaginales et lombaires pour les cas où il existe des granulations ou un état d'atonie de la muqueuse.

La leucorrhée, l'aménorrhée torpide et les métrites chroniques dans lesquelles l'état général du sujet primera les lésions locales, seront favorablement modifiées par le traitement de la Bourboule.

CHAPITRE XIX.

I. *Dyspepsies.* — La dyspepsie atonique et la dyspepsie herpétique dartreuse, mais celles-là seulement, peuvent être efficacement combattues, suivant les cas, par les eaux arsenicales.

II. — *Diarrhées chroniques.* — Si les phénomènes dou·loureux sont peu prononcés, s'il règne plutôt un état torpide qu'un état d'excitabilité, les eaux de la Bourboule peuvent être employées, mais exclusivement sous forme de bains et de douches. Leur indication peut exister également lorsque l'état cachectique l'emporte sur les symptômes intestinaux.

III. *Diabètes albumineux et sucré.* —· En dehors de la néphrite primitive, la présence de l'albumine dans l'urine exprime, comme celle du sucre, un excès relatif de principe protéique, soit que cet excès proviennent d'une diminution des hématies ou bien de l'introduction de quantités exagérées d'aliments albumineux, soit qu'il dépende d'un obstacle apporté à l'hématose ou d'un ralentissement dans le mouvement nutritif (Gubler).

Il faut donc conseiller, dans ces deux affections, la même abstention des aliments formés par la substance en excès et toutes les conditions hygiéniques favorables à la combustion respiratoire ainsi qu'à la restauration organique; enfin l'usage de médicaments reconstituants, tels que le fer et l'arsenic.

Jusqu'à présent l'expérience clinique avait à peu près

circonscrit le traitement thermal du diabète entre Vichy, Vals et Carlsbad; ces eaux ont depuis longtemps fait leurs preuves dans le diabète sucré : elles amènent une réduction considérable, sinon la disparition du sucre contenu dans l'urine, mais elles ne conviennent qu'au diabète floride; elles présentent au contraire des inconvénients et des dangers lorsque la glycosurie se rattache à la présence de tubercules pulmonaires, ou lorsqu'il existe de l'anémie avec altération nutritive et état cachectique. A cette période de la maladie, il faut aux diabétiques des eaux reconstituantes; c'est à ce titre que les eaux chlorurées sodiques bicarbonatées et arsenicales de la Bourboule peuvent rendre des services, et M. Gubler, qui les range parmi les eaux protogéiques normales qu'il ordonne aux glycosuriques devenus cachectiques, ajoute même qu'elles l'emporteraient sur toutes les eaux rivales (Saint-Nectaire, Rouzat, Vic-le-Comte, Chateauneuf, etc.), s'il était bien démontré que l'arsenic a le pouvoir de réduire la proportion de sucre dans la sécrétion urinaire (1).

M. Peironnel a observé le diabète à la Bourboule, pour la première fois en 1864, et l'a observé chez deux malades.

L'un a fait une saison de vingt jours, et le second une saison de vingt-cinq. Pendant toute la durée de la cure, on a constaté une réduction considérable du sucre urinaire. Ils sont partis améliorés.

OBSERVATION **XXXIX** (inédite).

Diabète sucré.

Le 22 février 1874, M. S..., âgé de 45 ans, professeur, vient consulter à la clinique du Dr Fauvel, pour une sécheresse intense de la langue et du pha-

---

(1) Traitement hydriatique des maladies chroniques, p. 39.

rynx. Il y a quatre ans que, pour la première fois, le malade s'est aperçu qu'il y avait dans ses urines une certaine quantité de sucre. Ces urines ont été analysées à cette époque; et, sans pouvoir affirmer la chose, il nous dit qu'elles contenaient 12 grammes de sucre par litre. La soif était très-vive alors, les urines très-abondantes et très-claires. La santé générale était bonne, quoique le malade fût faible et se plaignît de douleurs de reins revétant de temps à autre un caractère d'acuité assez vif.

Dès qu'il s'aperçut de son affection, il commença un traitement qui améliora son état et qu'il interrompit en 1871.

Depuis cette époque, il n'a pris aucune précaution et n'a suivi aucun régime.

État actuel. — La soif est moins vive qu'au début de la maladie et les urines moins abondantes. La fatigue et la faiblesse sont excessives. L'appétit est ordinaire. Constipation habituelle.

Amaigrissement de 30 livres en cinq mois.

La vue devient chaque jour de plus en plus faible, et les dents qui se déchaussent tombent sans être cariées. Le malade tousse depuis six mois environ; les crachats sont abondants, jaunâtres. A l'auscultation, du côté droit, matité en haut, en avant et en arrière. Dans la fosse sus-épineuse, râles sous-crépitants nombreux se rapprochant du gargouillement. Respiration rude des deux côtés.

Le malade n'a pas de saveur sucrée dans la bouche; il vient consulter, parce que sa langue est sèche, se colle à son palais, et il croit que cela arrête les crachats, ce qui, selon lui, le ferait tousser.

M. Fauvel lui prescrit de prendre tous les matins un verre d'eau de la Bourboule, du vin de quinquina, de l'huile de foie de morue (2 cuillerées par jour) et des inhalations de goudron. Régime fortifiant.

Le 26 février, les urines ont été analysées; elles ne contiennent que très-peu de sucre (2 grammes par litre) : outre son traitement, on prescrit le pain de gluten.

Le 5 mars, la sensation de sécheresse de la langue a presque complètement disparu. Le malade tousse moins et se sent un peu plus de force.

Le 16, l'amélioration se continue ; cependant la toux est plus intense, et le malade trouve que l'huile de foie de morue rend ses digestions pénibles ; elle est supprimée et on prescrit de boire aux repas un verre d'eau de la Bourboule mélangée au vin.

Nous revoyons le malade au mois d'avril ; l'état du poumon est ou paraît être stationnaire. Depuis quelques jours, M. S... ne prend plus que son eau de la Bourboule et son vin de quinquina. Il a cessé le pain de gluten et ne prend plus de précautions minutieuses pour son régime. Il est averti que l'affection qu'il a est sérieuse, et on l'engage à suivre longtemps le traitement prescrit. On l'engage à aller faire une saison à la Bourboule même : nous n'avons plus revu ce malade.

L'albuminurie chronique est la seule dont il puisse être question à propos des eaux minérales.

Si l'on ne regarde pas l'albuminurie comme constituée seulement par des lésions rénales et que partant d'un point de vue plus élevé, on admette que la maladie débute par une affection générale (scrofule, syphilis, herpétis, etc.), dont l'albuminurie n'est qu'une manifestation, il faut avoir recours aux eaux protogéiques de l'Auvergne (la Bourboule et Saint-Nectaire).

D'heureuses modifications ont été obtenues à la Bourboule et à Saint-Nectaire (Gubler) dans des cas de maladie de Bright avec anémie, anasarque et desquamation abondante des tubuli.

M. Gubler ajoute que, depuis quelques années, il a acquis par expérience la conviction de l'utilité de ces eaux minérales chez des albuminuriques qu'on eût abandonnés autrefois aux seules ressources de la pharmaceutique (1).

M. le docteur Vérité (2) a observé de l'eczéma chez des malades qui avaient eu de l'albuminerie, et chez lesquels l'affection cutanée était apparue après la disparition de l'albumine; il prétend que, dans ces cas, l'eczéma n'était pas une complication, mais la manifestation d'un état général dont l'albuminurie n'était elle-même qu'un symptôme.

Bien entendu, les eaux de la Bourboule sont formellement contre-indiquées dans l'albuminurie cardiaque

(1) Gubler. Loc. cit.
(2) Annales de la Société d'hydr., t. XXI, p. 368.

CHAPITRE XX.

I. *Arthrite chronique*. — S'il n'y a plus de douleurs et qu'il reste du gonflement et de la difficulté des mouvements, dans les accidents consécutifs aux entorses et aux luxations, par exemple, l'action résolutive et les propriétés stimulantes des eaux de la Bourboule, employées en bains et en douches, rendent de véritables services, et tous les médecins de la Bourboule ont pu enregistrer un assez grand nombre d'observations. Dans les cas d'ankylose complète, les résultats ont toujours été négatifs.

II. *Contractures*. — Dans les cas de contractures limitées, lorsque la rétraction du muscle n'est pas encore complète, comme dans le torticolis, par exemple, les eaux de la Bourboule agissent par leur forte minéralisation et leur thermalité.

III. *Tumeurs blanches*. — La médication thermale s'adresse dans ce cas à l'importante considération de l'état général.

M. le D* Peironnel a publié plusieurs observations de tumeurs blanches guéries ou améliorées par les eaux de la Bourboule : « Quelque variée qu'elle soit, qu'elle ait son siége dans les parties molles ou dans les parties dures des articulations, qu'elle soit ulcérée ou non ulcérée, qu'elle soit ou ne soit pas compliquée de plaie pénétrante, qu'elle s'accompagne même de carie étendue des surfaces articulaires, la tumeur blanche a beaucoup de chances pour être très-favorablement modifiée par le traitement. Il en vient chaque année un grand nombre à la Bourboule. C'est une des maladies dans lesquelles on peut espérer le plus régulièrement un succès, sans en excepter même, comme nous venons de le dire, celles qui se compliquent de fistules et de carie » (1).

M. Peironnel avoue cependant avoir éprouvé des insuccès, dus, soit à une « série successive de rechutes, soit à un état anémique et appauvri du sujet, soit à une dégénérescence des tissus articulaires, comme cela n'arrive que trop souvent lorsque la maladie est de très-ancienne date. »

L'ingestion des eaux arsenicales et chlorurées sodiques, en relevant les forces du malade, vient ajouter son action à celle des douches et des bains. Nous avons d'ailleurs à propos de la scrofule suffisamment insisté sur l'importance d'un traitement s'adressant à l'état général.

Les exemples de guérison de la coxalgie sont plus rares; il en existe cependant. M. Peironnel en a vu plusieurs, mais tous les malades guéris appartenaient, dit-il, à la classe riche. « Chez les pauvres, les bons effets du traitement sont toujours de courte durée. Le fonctionnement fatal de l'articulation malade, et beaucoup d'autres causes d'aggravation résultant d'une mauvaise hygiène, se produisent presque infailliblement et viennent faire obstacle à la cure » (Peironnel).

Dans une maladie d'aussi longue durée, une seule saison est insuffisante à amener une guérison complète.

(1) Peironne . Loc. cit.

OBSERVATION XL (publiée par le Dr Noir) (1). (Résumé.)

Coxalgie.

Le jeune N..., âgé de 8 ans, tempérament scrofuleux, ressentit subitement des douleurs très-vives dans la hanche droite, s'étendant dans toute la jambe et l'obligeant à garder le lit. Un médecin fit frictionner le membre avec de l'alcool camphré; non-seulement il ne se produisit pas d'amélioration, mais l'enfant ne pouvait plus supporter le plus léger mouvement. Il y avait une cambrure de la colonne vertébrale; la cuisse était fléchie sur le bassin, le pied légèrement tourné en dedans. M. le Dr Noir, consulté par les parents, diagnostiqua une coxalgie. Le membre fut redressé et immobilisé; à l'intérieur, huile de foie de morue et sirop d'iodure de fer.

Les douleurs cessèrent après le redressement et l'enfant put garder son appareil pendant cinquante jours. Impossibilité des mouvements volontaires; les mouvements communiqués étaient difficiles, mais pas très-douloureux; persistance de l'empâtement au niveau de l'articulation; amaigrissement sensible de toute la jambe.

M. Noir fit continuer le traitement, mais laissa l'enfant sans appareil; au bout d'un mois, il le fit transporter à la Bourboule, où il resta trente jours. On put, après cette première saison, faire exécuter quelques mouvements à l'articulation malade.

Après une seconde saison, le malade pouvait s'appuyer sur la jambe et fléchir suffisamment la cuisse; la cambrure des reins avait disparu et l'état général s'était amélioré.

La troisième année de traitement à la Bourboule permit d'abandonner complètement les béquilles; un léger raccourcissement entretenait encore un peu de claudication, mais l'enfant pouvait courir assez longtemps sans éprouver trop de fatigue.

Aujourd'hui (1875), c'est-à-dire sept ans après le début des accidents, le malade fait presque disparaître en marchant la claudication laissée par une affection aussi grave.

IV. *Rhumatisme.* — Toutes les variétés de rhumatisme guérissent à la Bourboule; je pourrais en dire autant de toutes les eaux à température élevée. Mais dans les cas où le rhumatisme est lié à une prédisposition lymphatique ou scrofuleuse, la spécialité d'action est plus limi-

(1) Considérations générales sur les indications et propriétés thérapeutiques des eaux de la Bourboule (1875).

tée; la minéralisation entre alors pour une large part dans le succès obtenu.

Les rhumatisants sont nombreux chaque année à la Bourboule; les variétés qu'on observe le plus sont le rhumatisme musculaire et le rhumatisme noueux; la variété articulaire vient après. Le rhumatisme viscéral est le plus rare.

Un des médecins de la Bourboule, M. le Dr Noir, a présenté tout récemment à la Société d'hydrologie un mémoire sur le traitement du rhumatisme noueux; pour mon compte, étant données la gravité et la longue durée de la maladie, je n'oserais pas affirmer, même après les observations assez nombreuses qui accompagnaient le mémoire de M. le Dr Noir, que cette forme de rhumatisme soit traitée avec plus de succès à la Bourboule que dans les autres stations thermales.

Cependant, quoique les eaux de la Bourboule soient aussi bonnes pour le rhumatisme que le Mont-Dore et Plombières, par exemple, elles réclament de tout autres rhumatismes.

« Là, ce sont des rhumatismes névropathiques surtout, à la Bourboule, des rhumatismes scrofuleux (nous prenons les types extrêmes), de sorte que la Bourboule ne serait pas tolérée par les rhumatisants de Plombières, et Plombières serait insuffisant pour les rhumatisants de la Bourboule » (1).

Dans une note de son mémoire, M. le Dr Choussy dit que :

« Tous les rhumatisants noueux qu'il a eu occasion de traiter à la Bourboule ont été modifiés d'une manière très-appréciable dès la première cure.

« Parmi eux pourtant, il s'en est trouvé de très-graves

____

(1) Durand-Fardel. Annales de la Société d'hydrologie, t. IX, p. 165.

qui affectaient à la fois toutes les articulations, grandes et petites, et qui rendaient les malades complètement impotents. Je n'ai pas encore suivi d'observations pendant assez longtemps pour qu'il me soit permis de dire jusqu'à quel point l'amélioration peut être portée par des cures successives. Mais je crois d'autant plus utile de poursuivre les recherches dans ce sens que la médecine ordinaire est malheureusement trop désarmée contre le rhumatisme noueux, et que les médications qu'on peut lui opposer à la Bourboule sont tout à fait rationnelles » (1).

Les préparations arsenicales sont employées depuis longtemps dans le traitement des rhumatismes noueux, et, parmi tous les médicaments mis en usage, font certainement partie des plus efficaces.

Les premiers essais ont été faits par Bardsley et Jenkinson, Begbie, Fuller et Garrod en Angleterre ; par Beau et M. Gueneau de Mussy en France (2).

Plus tard, M. le professeur Charcot expérimenta cette médication à la Salpêtrière ; et, comme Garrod, il vit quelquefois l'arsenic produire une amélioration notable, et d'autres fois échouer complètement.

En 1861, à l'hôpital de Lariboisière, M. Charcot employa l'arsenic à l'intérieur et à l'extérieur sous forme de bains. M. Ducom, pharmacien en chef de l'hôpital, analysa les urines des malades soumis à cette médication. Dans le premier cas, on a constaté la présence de l'arsenic dans les urines après un court espace de temps ; dans le second, c'est-à-dire après les bains, les résultats

(1) Choussy. Loc. cit.

(2) Bardley. Medical reports. London 1807. — Kellie. Edimb. méd. and Sturg. journal 1808, t. II. — J. Begbie (même journal), n° 35, may 1858. — Fuller. On rhumatism, 2ᵉ édit. London 1860. — Gueneau de Mussy. Bull. de thérapeutique, t. LXVII 1864, p. 24. — Beau. Gazette des hôp., 19 juillet 1864.

ont été constamment négatifs. En admettant que ces deux méthodes soient efficaces pour combattre la maladie, ce dont M. Charcot paraît disposé à douter, il est assez probable qu'elles n'agissent point de la même manière sur l'organisme.

Un des premiers effets du médicament est souvent de réveiller et d'exaspérer les douleurs. Il survient quelquefois de la rougeur ou du gonflement, et l'on peut être obligé de suspendre momentanément le traitement; Mais la tolérance s'établit généralement au bout de quelques jours, et l'on peut alors élever un peu les doses de l'eau minérale.

OBSERVATION XLI (Dr Chateau).

Rhumatisme articulaire noueux, fracture récente de l'extrémité inférieure du radius. Acné rosacea de la face.

Madame H. D..., de Paris, âgée de 49 ans, est atteinte d'un rhumatisme articulaire qui a successivement envahi toutes les articulations.

Depuis trois ans environ, il y a une rigidité complète du genou et impossibilité d'exécuter la flexion. A la suite d'une fracture de l'extrémité inférieure du radius, arrivée seulement il y a trois mois, il est survenu aussi une rigidité excessive dans le poignet droit. Déjà, antérieurement en 1867 et 1868, cette dame avait fait sans aucun succès ni amélioration deux saisons à Bourbonne-les-Bains ; cette année, sur la recommandation du Dr Richard, professeur agrégé à la Faculté de médecine, elle vient à la Bourboule (7 août 1869).

Elle commence immédiatement son traitement; bains à 35°, d'une demi-heure ; douches à 52° pendant cinq minutes; immédiatement après le bain, boisson, deux verres par jour. Au dixième jour, la flexion du poignet peut s'exécuter très-facilement, et quoique les genoux ne puissent encore fléchir, elle fait tous les jours, à son grand étonnement, 6 kilomètres. Elle part le 4 septembre, après avoir pris vingt-cinq bains et autant de douches, notablement soulagée et dans un état d'amélioration qu'elle avait vainement cherché ailleurs; sauf les genoux qu'elle ne peut entièrement fléchir, toutes les autres articulations sont complètement dégagées; la couperose a aussi disparu. Elle compte revenir l'année prochaine.

OBSERVATION XLII (même source).

Rhumatisme articulaire noueux. Psoriasis de la main droite.

C'est encore un cas d'arthritis. Une dame âgée de 43, adressée par M. Bazin, malade depuis huit ans, dont toutes les articulations des mains sont tuméfiées et gonflées, et dont les genoux, fortement ankylosés, ne peuvent subir aucun mouvement de flexion. La marche est chez elle très-pénible; elle nous présente en même temps un psoriasis guttata sur la main droite. Elle commence son traitement le 14 août 1869 ; bains à 35°, d'une demi-heure ; boisson, deux verres par jour. Je ne permets pas les douches les premiers jours à cause de l'acuité des douleurs : le quatrième jour, on commence les douches à 48° seulement; dès le dixième jour de traitement, le psoriasis de la main était entièrement disparu, Après vingt-cinq jours de traitement, elle quitte la Bourboule grandement améliorée, pouvant marcher et fléchir un peu les genoux, Avant son séjour à la Bourboule, elle avait essayé sans aucun soulagement les eaux d'Allemagne.

OBSERVATION XLIII (même source).

Rhumatisme articulaire noueux ; empâtement considérable de la main droite ; tuberculisation au sommet des deux poumons. Amélioration.

C'est une femme âgée de 49 ans, femme de chambre dans une grande maison, malade depuis six ans, offrant un rhumatisme articulaire chronique des mains, des pieds et une tuméfaction avec empâtement assez considérable des genoux et des coudes. Les doigts affectent une courbure vers le bord interne de la main, l'auscultation me fait découvrir des craquements nombreux au sommet des deux poumons avec râles muqueux signalés par M. le Dr Isambert qui me l'adresse à la Bourboule ; il y a même dans son esprit quelques doutes sur une manifestation syphilitique antérieure.

Le 15 juillet, elle commence son traitement ; bains à 32° d'une demi-heure, douches de dix minutes sur les mains et les jambes avec arrosoir fin, deux demi-verres de boisson par jour, source Choussy. Au sixième jour, les phénomènes thoraciques s'étaient sensiblement modifiés, le catarrhe bronchique, les râles muqueux avaient entièrement disparu. Le douzième jour, les douleurs sont considérablement diminuées, l'empâtement péri-articulaire tend à disparaître. Elle part le trentième jour complètement guérie de son rhumatisme, mais gardant, de son affection de poitrine, du souffle prolongé très-limité en avant à gauche, complètement débarrassée de son catarrhe chronique qui durait depuis trois ans.

CHAPITRE XXI.

AFFECTIONS CUTANÉES.

Les eaux de la Bourboule ne jouissent pas d'une véritable spécificité vis-à-vis des maladies cutanées. Elles ont des indications particulières ; nous en avons dit quelques mots déjà dans l'étude de leurs effets physiologiques. Leur contre-indication existe toujours lorsque la dermatose conserve un certain degré d'acuité, ou si la peau du sujet est très-irritable.

M. Guersant a signalé le premier l'emploi des eaux arsenicales contre le psoriasis guttata et le lichen ; mais personne avant M. Bazin n'avait signalé les heureux effets des eaux de la Bourboule dans les affections herpétiques ; il leur doit notamment de beaux succès dans certains cas de psoriasis.

Les dartres invétérées, rebelles à tous les moyens, ordinairement de forme squameuse, telles que le lichen, la lèpre, le psoriasis, exigent une minéralisation forte en même temps qu'une balnéation prolongée, et s'améliorent à la Bourboule (Gubler) (1).

Ce sont en effet les affections squameuses, eczémas, pityriasis, mais surtout le psoriasis qu'on a occasion d'observer à la Bourboule. Nous parlerons du traitement une fois pour toutes ; il est en général assez simple ; il consiste en bains et boisson d'eau minérale ; on n'emploie les douches que dans les cas de dermatoses tout particulièrement rebelles, comme le psoriasis.

(1) Loc. cit.

Dans les maladies cutanées, le premier bain procure souvent au malade un grand soulagement; mais les affections franchement prurigineuses comme le lichen et l'eczéma ne tardent pas à devenir le siége de démangeaisons atroces qui diminuent généralement dès les cinquième ou sixième bains; quelquefois, au contraire, elles persistent jusqu'à la fin de la cure, et peuvent aller jusqu'à obliger de cesser le traitement. Les bains émollients seraient alors bien plus profitables à ces malades; mais, à la Bourboule, les médecins n'ont à leur disposition que des bains d'eau minérale.

I. *Acné.* — Des malades atteints d'acné simplex, indurata, rosacea, sont venus chercher leur guérison à la Bourboule.

Ces affections, surtout la couperose, sont particulièrement opiniâtres, et ne cèdent qu'à un traitement longtemps prolongé.

Chez ceux qui usaient trop rapidement du remède, l'amélioration n'était que passagère et peu marquée. M. Peironnel a constaté, au contraire, de véritables guérisons chez les personnes qui faisaient de longues saisons à la station thermale et qui continuaient, par sa prescription, pendant l'année presque entière, l'administration de l'eau minérale à l'intérieur. Il est fàcheux que M. Peironnel, pour ne pas donner à son travail de plus grandes proportions, n'y ait pas joint quelques observations.

Observation XLIV (personnelle).

Acné rosacea. Angine glanduleuse.

Mlle L..., âgée de 30 ans, forte et parfaitement constituée, a été atteinte pendant son enfance d'une fièvre typhoïde grave, mais sa santé serait demeurée parfaite depuis, si elle n'avait été tourmentée par des maux de gorge légers, mais assez fréquents et ramenés par la cause la plus insignifiante.

Ces maux de gorge ne présentaient pas dans les premiers temps, d'autres caractères que ceux de l'amygdalite la plus simple, mais à la longue il en était résulté un espèce d'état chronique qui passait le plus souvent inaperçu et que le moindre froid ramenait à l'état aigu. On ne constatait plus alors de gonflement des amygdales, mais des granulations occupant le fond de la gorge:

Cet état durait depuis plusieurs années. Mademoiselle L... se préoccupait seulement des manifestations aiguës, lorsqu'au mois de mars 1876, elle eut le visage couvert de boutons d'acné rosacea ; ces boutons occupaient surtout le nez, les pommettes et le menton où ils formaient de véritables plaques : cette première poussée commençait à disparaître, lorsqu'un des médecins qu'elle consulta lui fit prendre de l'iodure de potassium : une nouvelle éruption eut lieu, plus abondante encore que la première.

Il n'y a dans la famille aucun antécédent héréditaire, pas d'exemple d'angine glanduleuse ou de couperose ; sa grand'mère avait eu cependant un peu de rhumatisme noueux et un de ses oncles des accès de colique néphrétique.

Mlle L..., assez jolie, se préoccupait beaucoup de la persistance de ces boutons et des rougeurs qui les entouraient; tous les traitements pharmaceutiques avaient été employés sans succès. Le Dr E. Clérault lui conseilla les eaux de la Bourboule. Elle arriva le 12 juillet et fut soumise au traitement suivant : bain d'une demi-heure tous les matins ; deux verres d'eau de la source Choussy, en boisson, par jour; matin et soir, lotions du visage avec l'eau minérale à 35°. Dans l'intervalle des lotions, afin d'éviter autant que possible l'action de l'air et de la chaleur, le visage restait couvert de poudre de riz.

Le 18 juillet, après six jours de traitement, on ne trouvait plus guère de boutons qu'au menton et sur les pommettes, mais ils avaient pâli et s'étaient affaissés, les plaques rouges étaient beaucoup moins étendues et la peau environnante avait repris un peu de souplesse.

Une indisposition passagère fit interrompre les bains pendant deux jours. Mlle L... part le 2 août, après 20 jours de traitement; les granulations pharyngiennes avaient disparu (le larynx n'a jamais été atteint), et quelques rougeurs siégeant sur les côtés du menton existaient seules, sur le visage; la peau avait repris sa souplesse. Ce n'était pas une guérison, mais une amélioration considérable ; rien n'est plus tenace d'ailleurs que cette forme d'acné. Le même état existait encore deux mois après son départ de la Bourboule; de temps en temps, deux ou trois boutons se montraient et disparaissaient après avoir accompli leur évolution. Pendant l'hiver, mademoiselle L... prit à différentes reprises de l'eau de la Bourboule, jusqu'à trois verres par jour. L'eau était réchauffée au bain-marie; elle l'employait également en lotions matin et soir. A la fin de l'hiver, le visage avait repris sa teinte normale; pas le moindre bouton d'acné. Cependant lorsque Mlle L..., restait exposée à l'air froid pendant quelque temps ou séjournait dans une pièce trop chauffée, quelques plaques rouges se montraient encore, mais cessaient avec l'influence qui les avait fait naître.

Il ne reste en somme qu'un peu de susceptibilité de la peau, mais une seconde saison serait nécessaire pour assurer la guérison d'une manière définitive, les rechutes étant toujours à craindre.

II. *Eczéma*. — Les formes subaiguës ou chroniques de l'eczéma, mais celles-là seulement, se trouvent bien du traitement de la Bourboule ; les autres ne peuvent qu'être exaspérées. Quelquefois des eczémas chroniques repassent à l'état aigu sous l'influence de la cure thermale.

Il se produit, dans les premiers jours du traitement, une poussée congestive généralement de courte durée ; mais nous venons de voir qu'elle obligeait parfois à cesser le traitement et à renvoyer les malades. Les squames tombent vers le quatrième ou cinquième jour (Chateau), mais pour se reproduire ensuite ; en tout cas, la plus grande proportion des malades guérit, et la guérison se manifeste plus ou moins rapidement après la saison.

M. Peironnel a cependant remarqué certains cas d'eczémas rebelles à la médication, lorsque la maladie se trouvait complètement généralisée, par exemple, ou bien lorsqu'elle était accompagnée de démangeaisons vives ou d'un état hypertrophique de la peau survenu pendant le traitement. En dehors de ces cas, les succès ont été à peu près constants. C'est presque toujours par la méthode balnéaire qu'on procède dans cette maladie ; cependant les douches chaudes et les étuves peuvent produire un mouvement fluxionnaire quelquefois fort utile. On connaît, sans qu'il soit nécessaire d'y insister, la facilité de récidive à laquelle sont exposés les malades porteurs d'eczémas ; une seule saison n'est le plus souvent pas suffisante pour amener une guérison tout à fait définitive.

III. *Lichen*. — Le lichen est également une affection

démangeante, tenace et sujette à de fréquentes récidives, surtout dans les formes invétérées. Un traitement thermal prolongé et répété devient donc nécessaire. Il ne faut pas, si les démangeaisons sont trop intenses, adresser les malades à la Bourboule. Ce que nous venons de dire à propos de l'eczéma pourrait tout aussi bien s'appliquer au lichen ; d'ailleurs ces deux affections sont souvent associées sur le même individu.

M. Peironnel a vu constamment les variétés de lichen simple et de lichen agrius céder après deux saisons au plus, lorsqu'on consacrait au traitement le temps nécessaire.

Observation XLV (Dr Chateau) (1).

Eczéma lichénoïde de la face, du tronc et des membres.

M. A...., de Paris, âgé de 62 ans, ancien caissier dans une administration, vie très-sédentaire, malade depuis vingt ans, a essayé pendant sa longue maladie toutes les eaux minérales, et même cette année il n'arrive à la Bourboule qu'après avoir inutilement passé par Royat.

On peut dire qu'il a un eczéma lichénoïde général sur toute la surface du corps ; les démangeaisons sont insupportables, le grattage et la desquamation continuels, les excoriations fréquentes et nombreuses ; les nuits sont sans sommeil et les journées très-pénibles. Les premiers jours, je lui donne seulement des bains à 35°, durée une demi-heure, et deux verres de boisson.

Au bout de quatre jours, amélioration très-sensible, démangeaisons beaucoup moins fortes ; je permets des douches très-faibles, pendant dix minutes avant le bain. (Ordinairement, je donne les douches après le bain ; ici le malade les a prises avant par une circonstance indépendante de ma volonté.) Pendant vingt-neuf jours, mon malade suivit ce traitement : il partit considérablement soulagé, regrettant de n'avoir pas connu les eaux de la Bourboule plus tôt et le temps perdu ailleurs.

Observation XLVII (Dr Pradier) (2).

Eczéma des bras et des jambes.

Jeune collégien de 14 ans, primitivement envoyé à Royat. Au bout de quinze jours de traitement à cette station, sans aucune amélioration, son

(1) Etape sur les eaux de la Bourboule, 1870.
(2) Rapportée par le Dr Chateau, Loc. cit.

père, médecin à Paris, se décide à le conduire à la Bourboule ; quatre ou cinq jours après, la démangeaison était complètement disparue. Il vint malheureusement à la fin de la saison et le Dr Chateau, qui a publié cette observation, dut se borner à constater la grande amélioration survenue après quelques jours de traitement.

Parmi les malades atteints d'eczéma que M. Pradier a pu observer encore à la Bourboule (1) :

Onze ont été guéris après deux saisons, neuf après trois saisons ; sept, très-améliorés après une première saison, ne sont plus revenus. M. Pradier suppose que la guérison s'est complétée plus tard et qu'ils n'ont pas eu besoin d'une seconde campagne. Deux ont été guéris radicalement après une seule saison de vingt jours, et cependant ces deux malades n'étaient plus dans la force de l'âge, ils étaient affaiblis et débitités par des privations de toute sorte et un travail exécuté dans les plus mauvaises conditions hygiéniques. Enfin la maladie était presque généralisée aux deux membres inférieurs.

A côté de ces résultats favorables, M. Pradier cite un cas d'insuccès. Il s'agissait d'un malade âgé de 49 ans, arthritique. L'eczéma siégeait au scrotum.

OBSERVATION XLVII (publiée par le Dr Noir) (2). (Résumé)

Eczéma rhumatismal.

Madame X..., âgée de 46 ans, de santé très-robuste, fut prise de douleurs rhumatismales dans une des épaules en 1850. Cette douleur se montrait assez souvent par accès et fut bientôt compliquée d'une autre douleur dans les régions crânienne et péri-orbitaire, avec congestion rétinienne enlevant à la malade la faculté de voir, pendant plusieurs heures.

En 1857, le rhumatisme se fixa sur le diaphragme, déterminant de violents accès de dysprée. Tout fut employé : morphine, belladone, jusquiame, quinine ; vésicatoires, électricité, massage. Le soulagement ne fut que passager, la douleur se portant tantôt sur la vessie, tantôt sur le diaphragme. Deux sai-

(1) Lettres médicales sur la Bourboule.
(2) Noir. Loc. cit.

Clérault.   14

sons faites à Néris eurent un assez bon résultat et, sans enlever complètement les douleurs, mirent la malade en état de se livrer à ses occupations.

Tout à coup, Mme X... constata sur différentes parties du corps plusieurs petites plaques rougeâtres, déterminant de la démangeaison et ayant une tendance très-prononcée à s'étendre. Des pommades furent employées sans résultat. Mme X... se rendit à Paris et consulta M. Bazin, qui diagnostiqua un eczéma rhumatismal.

Les douleurs avaient à peu près disparu depuis que l'éruption s'était montrée, et, sous l'influence du traitement de M. Bazin, consistant en lotions phéniquées sur les plaques, liqueur de Fowler, eau de Vichy, purgatifs tous les mois et bains alcalins tous les trois jours, les plaques disparaissaient, mais les accidents rhumatismaux se montraient immédiatement sur l'estomac et surtout sur la vessie.

Espérant agir sur les deux diathèses dont les manifestations se succédaient alternativement, M. le Dr Noir envoya la malade à la Bourboule. L'eczéma, après avoir éprouvé sous l'influence des bains, douches et eau en boisson, une espèce de poussée qui parut le réveiller et déterminer quelques phénomènes inflammatoires, tendit à se limiter, l'inflammation et la sécrétion disparurent, et cette amélioration se produisit en une dizaine de jours, sans que Mme X... fût tourmentée par ses douleurs, qui se réveillaient dès que l'eczéma allait mieux.

L'amélioration s'accentua davantage les années suivantes ; puis s'étant trouvée dans l'impossibilité de s'absenter pendant deux ans, la malade avait espéré pouvoir remplacer la Bourboule par Royat, ce qui lui évitait le désagrément de s'éloigner de sa famille ; mais elle n'eut pas à se féliciter de ce changement, car le traitement de Royat, sans agir sur l'eczéma, ramena les douleurs qui se localisèrent dans le poignet droit. La saison étant trop avancée pour se rendre à la Bourboule, elle dut passer un fort mauvais hiver. Elle revint à la Bourboule l'année suivante et son état fut amélioré encore une fois.

OBSERVATION XLVIII (lue à la Société d'hydrologie, recueillie par M. le Dr Vérité. Malade adressé par M. Bazin avec la note suivante) :

« M... a eté atteint d'eczéma aux jarrets, symétrique, vers l'âge de 7 à 8 ans ; il ne reste plus aujourd'hui qu'un placard sur le coude-pied. Je conseille une saison à la Bourboule ; les eaux seront prises en boisson, bains et douches finement pulvérisées. »

M. J..., dix-sept ans, fut atteint, dans l'hiver 1864-65, d'un éczéma siégeant principalement aux jambes, qui a été long, douloureux, très-étendu, très-tenace. Il a fallu plusieurs fois des bains pour détacher le linge adhérent à de nombreuses surfaces suintantes. A la fin de mai 1865, M. Bazin a reconnu un eczéma herpétique et a prescrit l'arséniate de soude, des lotions de borax et de glycérine, des bains d'amidon, et la conspersion avec la poudre d'amidon. Ce traitement a produit de bons effets : le 15 octobre, la guérison était presque complète. Quelques menaces de retour de l'eczéma ont cédé à de simples lotions de borax.

En 1868, pendant trois mois, récidive légère, cédant au même traitement qu'en 1865. Le 20 décembre 1873, récidive grave, qui a pour siége principal la partie antérieure du genou et le creux poplité; marche difficile, puis impossible. Traitement par les purgatifs et les bains. Les genoux sont dégagés depuis le 12 mars, mais il y a fréquemment de petites plaques irritées autour du coude-pied, qui s'écorchent par le frottement, sèchent assez vite, mais reviennent.

A la Bourboule, vingt et un bains ont été pris du 5 au 25 août 1874.

Les eaux ont été bues graduellement, de un demi-verre à quatre verres par jour.

Il n'y a plus aucune trace de mal local, et le 27 janvier 1875, m'étant informé s'il y avait eu récidive, j'apprends que rien ne motive de l'inquiétude et que la santé générale est meilleure que l'an dernier.

OBSERVATION **XLIX** (même source). M. X... est adressé par M. Bazin avec la note suivante :

« Eczéma qui dure depuis quatorze ans et revient périodiquement, alternant avec des bronchites capillaires. M... a eu des rhumatismes et des hémorrhoïdes. Les eaux seront administrées avec modération, en boissons, bains et douches pulvérisées. »

Ce malade présentait un eczéma symétrique, fluant, très-démangeant, situé sur la partie antérieure des cuisses et des jambes. Sur le bras, il éprouvait de violentes démangeaisons; les grattages y amenaient une éruption lichénoïde. Une toux quinteuse était suivie, le matin surtout, d'une expectoration visqueuse très-liquide. Parfois, des accès de dyspnée, que j'attribuai à l'abondance de la sécrétion catarrhale, accompagnés d'un léger état fébrile, faisant craindre une complication pulmonaire aiguë; mais, dès que l'expectoration se produisait librement, ces symptômes disparaissaient. Les bruits du cœur étaient normaux.

Une modification très-rapide se produisit sous l'influence du traitement thermal dans l'état du malade ; la sécrétion de l'eczéma devint moins abondante ; les croutelles qui survinrent furent remplacées par une peau fine qui se durcit, malgré la continuation des bains, sans se fendiller.

C'est vers le douzième jour du traitement que le mieux a été le plus sensible ; alors le malade pouvait sortir et depuis longtemps ne s'était senti si bien portant.

Un mois après le traitement thermal, une récidive eut lieu à la jambe gauche, cette récidive a duré cinq semaines; mais, m'écrit le malade, la poitrine est restée dégagée, la respiration est libre (janvier 1875).

Les récidives surviennent assez fréquemment après une cure arsenicale médicamenteuse ; elles offrent sur l'apparition première cette différence, qu'elles ont une durée moins longue et une gravité moins grande.

OBSERVATION L (même source).

Eczéma symétrique siégeant sur les deux mains depuis quinze ans.
Pharyngite.

M. S... est sujet depuis dix-huit ans à une éruption localisée d'abord dans la paume des mains. Sa profession l'obligeant à toucher des étoffes teintes, son affection a été considérée pendant longtemps comme une affection professionnelle ; depuis deux ans, la face dorsale des mains est atteinte. Du côté du pharynx est survenue une poussée qui, par extension, a provoqué un changement du timbre de la voix. M. Cusco, chirurgien de l'Hôtel-Dieu, reconnaît que les cordes vocales ne présentent que très-peu de rougeur. Il ordonne des pulvérisations avec l'eau d'Eaux-Bonnes et l'eau de la Bourboule. Les vésicules très-nettes de son eczéma normal étaient remplacées par de fines croutelles. Après dix jours de traitement thermal, ces concrétions lamelleuses faisaient place à des traînées rouges qui laissaient en quelques points le chorion à nu.

Le pharynx, qui était luisant, couvert de viscosités adhérentes, se déterge. L'eau, prise en boisson de deux à quatre verres, en bains prolongés, en douches pharyngiennes, en lotions, amène un résultat très-satisfaisant. Les points excoriés sont cicatricés ; la voix est plus claire.

Le malade, qui était sujet tous les ans, à l'automne, à de nouvelles poussées, n'a rien eu cette année (octobre 1874 et janvier 1875).

OBSERVATION LI (même source). Ce malade a été adressé par M. Bazin avec la note suivante :

« Eczéma sur le front et sur les doigts. M... a fait une saison à Royal.
Démangeaisons anales. »

Je cite ce cas surtout pour mettre en relief ce fait que l'arsenic peut agir contre des lésions cutanées stationnaires, alors que les alcalins qui les ont arrêtées dans leur cours ne les modifient plus.

Après un traitement de vingt jours, qui n'a présenté d'autre incident qu'une légère angine, qui m'a fait suspendre le traitement pendant deux jours, l'éruption des doigts et de la face a complètement disparu.

IV. *Impétigo.* Les cas d'impétigo sont fréquents à la Bourboule ; M. Peironnel n'a jamais vu l'état local ne pas se modifier sensiblement pendant la cure. Le traitement est presque toujours suivi d'un succès durable ; une campagne suffit généralement à la guérison.

De 1868 à 1872, M. le Docteur Pradier eut à traiter dix-huit malades atteints d'impétigo. Tous ont été guéris ; dix-sept étaient âgés de 16 à 53 ans, un seul avait cinq ans et demi. Seize appartenaient au sexe féminin.

V. *Prurigo. Erythème.* Le prurigo et l'érythème tertrigo sont aussi rapidement modifiés, et la guérison, qui est la règle générale, ne se fait pas attendre (Pradier).

Si le prurigo est symptomatique, son traitement ne doit pas être séparé de la cause à laquelle il se rattache. On n'adresse à la Bourboule et aux sources thermales que le prurigo simple, constituant un état hyperesthésique de la peau et des muqueuses. Son intensité devient quelquefois excessive et peut amener des troubles très-variés sur l'économie.

Certaines variétés sont surtout pénibles à cause de leur siége (prurigo podicis, prurigo pudendi muliebris). Des fomentations chaudes pratiquées avec l'eau thermo-minérale sur les régions affectées produisent en général de bons résultats, et le phénomène connu sous le nom de *poussée* produit des effets substitutifs, auxquels le prurigo cède assez facilement.

VI. *Erysipèle.* « Le traitement de la Bourboule ne s'applique jamais à l'érysipèle proprement dit ; mais il est un excellent moyen prophylactique à opposer aux prédispositions érysipélateuses qu'on rencontre pendant de longues séries de mois et d'années chez certaines personnes. C'est à ce titre que nous recevons tous les ans les malades, qui tantôt obtiennent une diminution sensible dans la fréquence, et tantôt la cessation des accidents qu'ils éprouvaient plus ou moins périodiquement » (1).

OBSERVATION LII (personnelle)

Erysipèles répétés.

M..., de Rouen, étudiant en droit, de tempérament légèrement herpétique, était tourmenté depuis son enfance par des amygdalites continuelles ; il n'y avait pas cependant d'état granuleux du pharynx.

Pendant tout le temps qu'il passa au lycée, M... avait la peau du visage tellement susceptible que le soleil ou un froid un peu sec lui amenaient. principalement sur le nez et les pommettes, des plaques d'érythème qui disparaissaient au bout d'un ou deux jours.

De dix-huit à vingt-cinq ans, ce n'était plus des rougeurs érythémateuses que présentait M..., mais de véritables érysipèles avec gonflement du tissu cellulaire sous-cutané, bourrelet caractéristique, maux de tête, etc. Deux fois seulement ces érysipèles occupèrent toute la face et même le cuir chevelu, mais ils étaient le plus souvent circonscrits ; le nez surtout leur servait de lieu d'élection.

Pendant deux ou trois ans ces érysipèles devinrent tellement fréquents (ils survenaient jusqu'à deux et trois fois par mois) que M.., auquel on avait conseillé plusieurs fois un traitement arsenical, se décida a aller à la Bourboule au mois de juillet 1875.

L'affection de M... m'intéressait d'autant plus, qu'à cette époque j'avais moi-même des maux de gorge et des érysipèles continuels, également circonscrits à la même région et survenant sous l'influence la plus légère. Jusqu'en 1875 je n'avais suivi aucune espèce de traitement ; à la fin de l'année, je commençai à prendre des granules d'arséniate de soude ; ces granules étaient de un milligramm, je n'en ai jamais pris plus de quatre par jour, et encore d'une façon très-irrégulière (pendant quatre mois environ). Je n'ai eu depuis ni amygdalites ni érysipèles. Pendant l'été de 1876, je retrouvai M... à la Bourboule, il y revenait pour la seconde fois, mais je ne l'avais pas revu depuis l'année précédente. Il avait fait une saison de vingt jours, buvant trois verres d'eau minérale par jour, sans prendre de bains ; depuis lors, aucune trace d'érythème ou d'érysipèle.

Une seule saison a donc suffi pour débarrasser M... d'une affection qui le tourmentait depuis près de vingt ans, et s'il est revenu en 1876, c'est seulement par mesure de précaution et pour assurer encore sa guérison.

J'ai eu occasion de voir M... à Rouen au mois de février 1877, aucune récidive ne s'était produite.

---

(1) Peironnel. La Bourboule, sa station thermale. Clermont 1865.

VII. *Urticaire.* « L'urticaire chronique est souvent une maladie sérieuse à raison de la fréquence de ses crises et du prurit incommode qu'elle détermine. Comme elle est assez commune, il ne se passe pas d'années qu'il n'en vienne quelques-unes à la Bourboule. Le résultat est assez souvent la guérison dès la première saison. » (Peironnel.)

Je ne sais pas encore comment se comportent les urticaires à la Bourboule, mais, dans quelque circonstance que se produise cette maladie, elle est si fréquemment liée à des troubles digestifs, qu'il semble plus rationel d'en demander la guérison aux eaux bicarbonatées.

Il faut en effet considérer l'urticaire chronique comme l'épiphénomène d'une perturbation des fonctions digestives, et la traiter comme elle, plutôt que d'en faire une maladie spéciale.

Les eaux chlorurées sodiques très-gazeuses comme La Bourboule peuvent certainement rendre des services dans le traitement de la dyspepsie, mais elles doivent offrir aux malades une médication bien moins efficace que les bicarbonatées, à moins qu'il ne s'agisse d'un état dyspeptique lié à la scrofule ou au rhumatisme.

VIII. *Furoncles.* L'éruption furonculeuse se reproduisant avec ténacité et tendant à se généraliser constitue une véritable manifestation diathésique, et les eaux à la fois chlorurées sodiques et arsenicales de la Bourboule seront indiquées toutes les fois que la constitution du malade se trouvera placée sous l'influence de l'herpétisme, de la scrofule ou de l'arthritisme.

La disparition des furoncles, lorsque la constitution n'est suffisamment modifiée par la cure thermale, peut être suivie de l'aggravation d'accidents du côté de la gorge ou de la poitrine : c'est ce qui arriva dans le cas rapporté par M. Noël Gueneau de Mussy dans son Traité de l'angine glanduleuse mais chez son malade des éruptions furonculeuses opiniâtres, répétées, avaient coïncidé avec des phénomènes rhumatoïdes et des lésions dermiques.

La poussée produite par la cure de la Bourboule peut quelquefois donner lieu à de véritables éruptions de furoncles, mais ils ne se reproduisent pas ; qu'il nous suffise de rappeler l'expérience tentée par M. le Docteur Pronowski.

Pendant sa longue pratique à La Bourboule, M. Peironnel a vu chez un grand nombre de malades ces éruptions furonculeuses se modifier et avorter le plus souvent.

IX. *Herpès. Pemphigus.* M. Peironnel a obtenu de bons résultats dans l'herpès phlycténoïde, le seul qu'il ait eu à traiter.

Quant au pemphigus chronique, le seul qui doive nous occuper, son traitement consiste surtout en une bonne hygiène, en moyens locaux bien ordonnés et l'emploi à l'intérieur de toniques de toute sorte.

Il faut distinguer maintenant le pemphigus constitutionnel, arthritique, susceptible de guérison, du pemphigus cachectique, presque fatalement mortel ; M. Peironnel dit cependant avoir obtenu des succès, lorsque l'état de dépérissement du malade n'était pas trop avancé.

Il est prudent dans ce cas d'administrer l'eau minérale avec réserve, pour ne pas amener d'action irritante du côté de la muqueuse intestinale et même de s'abstenir des bains, comme augmentant l'afflux du sang vers la peau.

Observation LIII (publiée p. M. le Dr Choussy, dans son étude médicale de la Bourboule.)

Herpès localisé rebelle.

Il s'agit d'un jeune homme très-robuste et jouissant d'ailleurs d'une excellente santé, qui était sujet à avoir de l'herpès preputialis tellement malin que tous les topiques, même les plus énergiques, même le fer rouge, avaient été trouvés impuissants à arrêter sa marche envahissante. Chaque poussée se prolongeait ainsi fort longtemps et laissait après elle de véritables pertes de substance. Les dernières ont été immédiatement modifiées et guéries par l'usage de l'eau de la Bourboule : et quand le malade a pu faire une cure à la Bourboule même, il est resté ensuite pendant plus longtemps affranchi du retour de nouvelles poussées.

Cette observation a été communiquée à M. Choussy par M. le docteur Ant. Blantin, de Clermont-Ferraud.

X. *Pityriasis.* Le pityriasis est une maladie caractérisée par des squames minces, petites, peu adhérentes, semblables le plus souvent à de la poussière ou a du son et qui ont pour caractère essentiel de se reproduire sans cesse ; mais il y a plusieurs variétés de pityriasis. Les remèdes locaux suffisent généralement pour obtenir la guérison du pityriasis capitis, le plus commun de tous ; les préparations arsenicales ne sont utiles que dans les cas rebelles, mais elles sont véritablement efficaces.

MM. Peironnel et Pradier ont observé à la Bourboule un assez grand nombre de cas de pitysiasis alba, les résultats obtenus ont été excellents et la guérison obtenue après vingt cinq jours de traitement environ.

Le pityriasis rubra est plus tenace ; il est d'abord moins fréquent à la Bourboule et on l'a vu résister plus d'une fois à la médication thermale.

M. Pradier cite deux cas de pityriasis versicolor ; il a été assez heureux pour constater après trois saisons d'une trentaine de jours chacune une guérison durable. Quoiqu'il en soit, cette variété est certainement une des plus rebelles, et si « l'on obtient assez facilement par le traitement un plus grand assouplissement de la peau et une diminution incontestable dans son état squameux, ce qui pourrait faire croire à une amélioration importante, ces symptômes ne se maintiennent bien que pendant l'usage prolongé des bains. Dès qu'on ne se baigne plus, les progrès faits restent stationnaires et ne tardent pas à rétrograder. Il faut dire, il est vrai, que les quelques cas de ce genre que nous avons traités sont tombés tous, suivant la coutume, dans l'écueil des trop courtes saisons.» (Peironnel.)

Nous rappellerons que chez les deux maladesdu Docteur Pradier la guérison n'a été obtenue qu'après trois saisons prolongées.

OBSERVATION LIV (inédite).

Pityriasis. Otorrhée ch.onique.

Mme P..., âgée de 60 ans, grande, forte, bien constituée, a eu quatre enfants. Le premier est mort à l'âge de quatre mois ; les trois autres sont bien portants. A la suite de sa troisième couche, madame P... fut prise d'une inflammation de l'oreille moyenne, des deux côtés, avec léger écoulement, mais sans diminution de l'ouïe. En même temps apparurent des pellicules dans la tête et M. Cazenave, consulté à cette époque, porta le diagnostic de pityriasis du cuir chevelu. Il prescrivit un traitement dépuratif et de la pommade au goudron. Le traitement n'amena aucune amélioration. Pendant le cours de la quatrième grossesse, les pellicules de la tête disparurent presque complètement, l'écoulement des oreilles cessa également.

Sept ans plus tard, les symptômes décrits plus haut se montrèrent avec une nouvelle intensité. Chose remarquable, pendant toute la durée de cette double maladie, la santé de madame P... resta absolument bonne. Ayant alors consulté M. le professeur Bouchardat, celui-ci lui conseilla de faire tous les ans une cure par les sucs d'herbes et par le petit lait de Weiss.

Pendant trois années consécutives ce traitement, sans amener la guérison définitive, détermina une grande amélioration, mais il resta sans résultat pendant la quatrième et la cinquième année.

A partir de cette époque madame P... ne fit plus aucun traitement. L'affection procédait en quelque sorte par poussées. Pendant un mois, deux mois, quelquefois trois, l'écoulement des oreilles disparaissait et les pellicules de la tête diminuaient considérablement. Les cheveux n'étaient pas tombés. Puis sans aucune cause appréciable, l'écoulement se rétablissait et était toujours précédé d'une inflammation vive du pavillon, en même temps, démangeaisons du cuir chevelu et augmentation des pellicules. Cet état dura jusqu'en 1866. Sur le conseil de son fils et de son gendre, médecins tous les deux, madame P... alla faire une saison aux eaux de la Bourboule. Trois verres d'eau minérale par jour, bains, lavages sur la tête et injection dans les oreilles.

L'écoulement des oreilles fut immédiatement tari. Les pellicules de la tête diminuèrent considérablement, et la malade, de retour à Paris, continua à prendre de l'eau de la Bourboule à l'intérieur pendant deux mois.

Elle fit en 1867 une seconde saison, et depuis cette époque l'écoulement des oreilles et le pityriasis du cuir chevelu ont absolument disparu.

XI. *Psoriasis.* C'est peut être parmi les maladies de la peau celle qu'on voit le plus fréquemment à la Bourboule, et c'est une des plus rebelles et des plus persistantes. La guérison n'est pas toujours obtenue après une première saison, mais la modification est au moins fort sensible, et les récidives ne sont généralement plus à craindre après deux ou trois saisons. Etant donnée la ténacité du psoriasis ce n'est pas là un mince résultat.

Malheureusement, les malades ont une telle habitude de ne passer que vingt jours dans une station thermale, qu'il est difficile de les garder plus longtemps. Tous les médecins de la Bourboule se récrient contre cette manière de faire, mais il est rare qu'ils réussissent à convaincre leurs malades. Il faut multiplier et surtout prolonger les saisons pour obtenir la guérison définitive d'un psoriasis. Si les résultats ne sont pas très-rapides, ils sont au moins presque certains, et les eaux de la Bourboule ont quelquefois guéri en une saison des psoriasis qui s'étaient montré rebelles à toutes les eaux minérales, sulfureuses et iodées de France et d'Allemagne

Les squames nacrées tombent après quelques jours de traitement, mais la coloration des plaques persiste encore pendant quelque temps et ne s'efface pas sous la pression ;

l'épiderme est fin et luisant, le moindre grattage le fait fendiller, puis les parties restées rouges pâlissent à leur tour et s'il survient de nouvelles taches dans l'intervalle des anciennes, elles sont passagères et ne tardent pas à disparaître.

Certains malades sont très-sensibles à l'action des préparations arsenicales et contractent sous leur influence des dyspepsies, des dérangements d'entrailles, de la stomatite, des taches bronzées de la peau, etc. L'eau de la Bourboule les débarrasse de leur éruption sans leur faire subir aucun de ces inconvénients ; d'autres qui sont exposés par les traitements ordinaires à avoir de l'oppression, même de la toux, de la bronchite, de la céphalalgie, etc., n'éprouvent rien de semblable lorsque leur peau est dégagée par l'usage de l'eau de la Bourboule. (Choussy.)

OBSERVATION LV (communiquée verbalement par M. le Dr Vérité).

Psoriasis herpétique. Guérison.

M. ..., étudiant en droit, n'ayant pas dans sa famille le moindre antécédent héréditaire, est atteint brusquement au mois de janvier 1876 d'un psoriasis aigu généralisé. Des plaques assez nombreuses occupaient la région lombaire, la tête, la face, les membres et le tronc.

Traitement arsenical. Les plaques de la face et de la tête disparaissent, laissant à leur place des taches brunes, les autres persistent. M. ... est envoyé à la Bourboule. M. le docteur Vérité fit d'abord donner des douches chaudes sur les grandes plaques de psoriasis, mais il les fit cesser au bout de quelques jours, remarquant une tendance au suintement, à l'eczéma. Deux bains par jour, eau minérale en boisson. A la fin de la saison les taches brunes sont guéries, et les plaques, qui n'avaient jamais pu disparaître n'existent plus.

OBSERVATION LVI (communication verbale du Dr Vérité).

Psoriasis hérpétique datant de deux ans ; plaques ponctuées disséminées sur le corps, la tête, le visage, et grande plaque, à la partie externe de la jambe gauche. C'est par cette jambe que débute le psoriasis. Il n'existait tout d'abord que deux petites plaques presque insignifiantes, qui se passaient à la suite de deux ou trois bains sulfureux, aussi le malade n'y apportait-il qu'une attention très-modérée. Cette année. l'affection se généralisa.

Saison à la Bourboule. Douches, deux bains par jour.

Ce malade suivait son traitement depuis dix ou douze jours lorsque M. le docteur Vérité voulut bien me le montrer. Beaucoup des plaques du du visage et du tronc avaient disparu, celle de la jambe avait diminué, et la peau, épaisse et indurée, avait repris beaucoup de souplesse.

OBSERVATION LVII (publiée par M. le Dr Chateau).

Psoriasis du cou, du coude gauche et de la jambe droite. Trente jours de traitement. Guérison.

M. Z..., de Varsovie, âgé de 30 ans, malade depuis l'âge de quinze ans, a vu son affection occuper successivement toutes les régions du corps; il a eu une syphilis intercurrente, et a usé tour à tour de tous les traitements et de toutes les eaux minérales, iodées, sulfureuses, etc. Il arrive à la Bourboule le 30 juillet 1869, sur les indications de M. le professeur Hardy. Je constate à son arrivée une forte plaque de psoriasis à la région postérieure du cou, une autre au coude gauche, une troisième à la partie postérieure et externe de la jambe droite. Je le soumets au traitement suivant : bain à 35°, une demi-heure chaque jour; douches en arrosoir à 52° pendant cinq minutes après le bain; boisson, un demi-verre le matin, autant une heure avant le dîner, en augmentant un peu la dose tous les jours. Il n'a jamais pu supporter plus de deux verres par jour ; dès qu'il voulait en prendre un troisième il était pris immédiatement de cardialgie et de diarrhée. Le 30 août, après trente jours de traitement, il part complètement guéri. Je ne l'ai pas revu depuis et ne sais s'il a eu une récidive, cas si fréquent dans ce genre d'affection.

OBSERVATION LVIII (même source).

Psoriasis guttata de la face, des membres inférieurs et des fesses; trente-six jours de traitement. Amélioration.

Mademoiselle X..., de la Haute-Marne, 19 ans, malade depuis neuf ans, envoyée par M. le docteur Bazin, a essayé un traitement aux eaux sulfureuses sans avoir ressenti aucun soulagement. Elle vient pour la première fois à la Bourboule le 1er août 1869.

Traitement. — Bains d'une demi-heure à 32°, douches de cinq minutes à 52°, deux verres de boisson par jour, trente-six jours de traitement, cinq jours d'intervalle entre le vingtième et le vingt-unième bain. Elle part considérablement améliorée; je l'engage à revenir l'année suivante. M. le docteur Bazin, qui l'a revue à son passage à Paris, a constaté l'amélioration et l'a engagée à continuer la médication arsenicale chez elle.

Observation LIX (même source).

Psoriasis de la région cervicale et du pli du coude ; vingt jours de traitement. Guérison à Bourboule légère récidive à Paris. Guérison.

M. Y..., de Paris, célibataire, âgé de 35 ans, malade depuis trois ans. Avant son arrivée à la Bourboule, a essayé sans succès divers traitements: bains amidonnés et sulfureux, iodure de potassium à l'intérieur et à l'extérieur. A son arrivée, le 12 août, je constate une plaque assez étendue de psoriasis à la région cervicale et au pli du coude droit. Pendant vingt jours il se soumet à mon traitement ordinaire ; bains d'une demi-heure à 32°, douches de cinq minutes à 52°, deux verres de boisson par jour. Après un mois, je le revois à Paris avec une légère récidive dont je suis bientôt maître avec la reprise des eaux de la Bourboule à l'intérieur et l'usage de la glycérine iodée à l'extérieur. Je l'ai revu souvent depuis, la guérison s'est maintenue.

Observation LX (Dr Chateau).

Psoriasis inveterata de la face, du cou, des oreilles et des mains. Amélioration.

M. L...., du Brésil, 30 ans, malade depuis trois ans, est un des spécimens les plus beaux qu'on puisse voir de cette affection. Son visage et ses mains présentent un amas de squames versicolores des plus désagréables, et qui tombent à chaque instant sur ses vêtements. Il vient en France pour se faire soigner, fait quarante-six jours de traitement après un repos de dix jours entre le vingt-cinquième et le vingt-sixième bain ; il part de la Bourboule avec une grande amélioration et se propose de revenir faire une autre saison l'année suivante.

Observation LXI (Dr Chateau).

Psoriasis lichénoïde de la face et des extrémités ; trente-cinq jours de traitement. Guérison.

M. L..., de Paris, 45 ans, est en 1867 à la Bourboule et a obtenu une première guérison ; il revient en 1869 pour la troisième fois et part après trente-cinq jours de traitement complètement guéri.

Observation LXII (même source).

Psoriasis de la face et des membres inférieurs. Guérison.

M. J..., de Belfast (Irlande), malade depuis quinze ans ; troisième saison à la Bourboule, revient en 1869 pour une très-légère récidive, et plutôt

comme visite de remerciements que pour se soumettre à un nouveau traitement dont il pourrait réellement se passer. Les années précédentes, il a pu
supporter trente-cinq jours de traitement et boire cinq à sept verres d'eau
par jour. Cette année, soit que son organisme, débarrassé par les saisons
antérieures de son principe morbide, fut plus sensible à l'action des eaux,
soit que ces dernières eussent augmenté dans leur minéralisation, toujours
est-il que notre malade ne put supporter durant son nouveau séjour à la
Bourboule plus de trois verres de boisson par jour, et que le dix-neuvième
jour de son traitement, voyant chez lui des phénomènes de saturation complète, je dus le renvoyer au plus vite en Irlande.

« Cette dernière observation et la précédente offrent
des exemples de récidive que l'on voit si souvent dans les
psoriasis. Rarement ils guérissent après une première
saison ; il faut revenir deux fois, souvent même trois fois
à la Bourboule. Mais qu'est-ce que trois ans pour une
affection qui jusqu'à présent était pour ainsi dire réputée
incurable ? Heureux sont les malades à qui l'on peut
promettre ; plus heureux encore est le médecin qui croit
pouvoir l'assurer.»

OBSERVATION LXIII et LXIV (Dr Chateau).

Psoriasis du cuir chevelu. Guérison.

J'ai observé ces deux cas chez la mère et la fille, deux habitants de la
montagne ; la mère âgée de 34 ans, la fille de 14. Chez la mère, blonde et
d'un tempérament lymphatique et nerveux, ce psoriasis du cuir chevelu
datait de cinq ans et était compliqué d'anémie et d'hypochondrie. Malgré un
traitement suivi l'année dernière à la Bourboule, il y avait eu pendant l'hiver
une récidive qui nous l'avait ramenée cette année (1869). Je dus modifier un
peu le traitement suivi l'année dernière par un de mes honorables confrères.
Elle prit chaque jour un bain à 32° et une douche en arrosoir sur la tête
à 52°, pendant dix minutes. Malgré cette température élevée elle pouvait
supporter très-facilement cette douche sans accidents, et plusieurs fois je
dus en faire abréger la durée malgré elle.

En outre, elle prenait deux verres de boisson chaque jour. A la fin de la
saison, elle eut comme phénomènes critiques quelques pustules d'ecthyma et
trois ou quatre furoncles sur le corps, qui disparurent quelques jours après la
cessation du traitement.

La jeune fille, âgée de 14 ans, blonde et lymphatique comme sa mère, atteinte de la même affection depuis un an seulement, fut soumise sans inconvénients au même traitement et partit aussi guérie après vingt-cinq jours de traitement sans avoir eu ni pustules ni furoncles.

OBSERVATION LXV (publiée par M. le Dr Noir) (1). (Résumé).

Psoriasis généralisé et invétéré.

M. R....., officier, fut atteint pendant la campagne de Crimée d'une éruption siégeant au niveau des articulations. Les fatigues de la campagne, la mauvaise hygiène à laquelle nos soldats étaient exposés, amenèrent une aggravation dans l'état du malade, l'éruption s'étendit sur presque tout le corps et était accompagnée de vives démangeaisons. Le chirurgien constata un psoriasis et conseilla à M. R,.. de quitter la Crimée. Il fut envoyé en Afrique et placé dans les bureaux.

Malgré la sévérité du régime, le psoriasis avait gagné tout le corps, sauf la face et les mains, avec un prurit insupportable. Deux années s'écoulèrent ainsi, le malade avait des idées de suicide, il demanda à rentrer en France et fut envoyé aux eaux Il fit une ou plusieurs saisons dans les établissements de l'Etat, Amélie-les-Bains, Barèges, il alla même à ses frais à Luchon, mais il n'éprouva qu'une légère diminution des démangeaisons pendant la nuit; encore n'était-elle que passagère.

M. R... vint faire une saison à la Bourboule. Les démangeaisons devinrent d'abord moins intenses, puis au bout de quatre ou cinq jours, la peau, de sèche qu'elle était, devint plus souple. Après quinze jours de traitement le changement obtenu était tel que M. le docteur Noir commença à espérer une guérison.

En 1871 et 1872 le malade revint à la Bourboule, il avait presque fait peau neuve et comptait bien faire une quatrième saison; mais M. Noir n'a plus entendu parler de lui.

OBSERVATION LXVI (Dr Vérité).

Psoriasis herpétique.

M. V... est atteint depuis un an d'un psoriasis herpétique guttata répandu sur presque tout le corps, mais particulièrement sur les coudes, les genoux, le scrotum, le dos et la tête. Aux coudes, aux genoux, et sur le dos, les taches sont blanches nacrées, formées de la superposition d'écailles qui se reproduisent quand le malade les enlève sous l'influence des démangeaisons qu'il éprouve. La confluence de l'éruption à la tête ne permet

(1) Considérations générales sur les indications et les effets thérapeutiques des eaux de Bourboule. Brioud 1875.

pas de voir le cuir chevelu. Après vingt-cinq jours de traitement qui consiste en boisson, bain, douches et lotions, le malade était débarrassé de cette éruption. Sur les points récemmment atteints, les squames ont entièrement disparu, ainsi que les taches qui leur succèdent. Là où les éléments éruptifs étaient plus anciens, il restait une tache brunâtre qui disparut par la suite. Je dois dire que le traitement thérapeutique déjà commencé par le malade me permit d'atteindre presque de suite la dose de quatre verres d'eau.

L'ordonnance de M. Bazin qui m'avait adressé le malade, portait :

« M... prendra l'arséniate de soude en granules de 1 milligramme chacun; on débutera par deux granules chaque jour ; de quatre en quatre jours on augmentera d'un granule jusqu'à vingt par jour. »

Chez ce malade, il n'y a pas eu de rechutes depuis ; mais chez un autre malade qui était parti également débarrassé d'un psoriasis herpétique, il y a eu depuis une récidive à la suite d'écarts de régime, que la position de ce malade rend très-difficile à éviter.

Observation LXVII (même source).

Psoriasis à la tête, aux jambes, au coude; hémorrhoïdes; constipation.
Le psoriasis est très-démangeant et se rapproche de l'eczéma nummulaire. (Note de M. Bazin).

J'ai obtenu dans ce cas un résultat moins complet que dans les observations précédentes, malgré l'exactitude apportée dans son traitement par un malade désireux de guérir. Il était très-vivement affecté de l'existence de cette éruption. Peut-être faut-il tenir compte de l'action déprimante de cette disposition d'esprit.

Les squames, peu étendues, n'existaient pas sur toute la surface des taches mais surtout à leur périphérie; après la chute des squames, la peau resta lisse, tendue, très-fine, mais la cutanisation ne s'opéra que par îlots, aux jambes, qui étaient encore d'un rouge luisant lors du départ de ce malade, après vingt jours de traitement.

Observation LXVIII (publiée par M. le Dr Vérité, observation de
M. Gubler, Thérapeutique. p. 123, t. I).

Psoriasis madidans inveterata.

M. V..., âgé d'environ 28 ans. « La surface de son corps était presque tout entière couverte de larges plaques rougeâtres jambonnées, parsemée de squames friables, granuleuses, nullement brillantes ni nacrées. Ces plaques, à contours arrondis, semblaient résulter des intersections de cercles multiples et provenaient de la confluence des plaques primitives ; elles tranchaient sur la peau saine, dont il ne restait d'ailleurs que des intervalles très-étroits, évalués au cinquième de la surface totale du corps... »

Clérault.   15

Le début de l'affection remontait déjà à plusieurs années. M. Gubler conseilla l'usage des amers, de la solution arsenicale :

Arséniate de soude 0 gr. 20.

Eau distillée 20 gr.

5 à 10 gouttes matin et soir dans l'eau de Vichy (Lardy); bains alcalins, lotions avec solution boratée, et, dans la saison favorable, une cure à la Bourboule.

« Les résulats du traitement médicamenteux furent peu marqués. Au contraire, la cure faite à la Bourboule, sous la direction de M. le docteur Peironnel, médecin inspecteur, produisit les meilleurs eflets, et lorsque je revis le malade, le 11 octobre 1869, sa figure était blanchie et presque débarrassée de toute desquamation épidermiquc. Il en était de même sur les autres parties du corps.

« Cette amélioration ne fut pas de longue durée, et quand M. V... se représentait, le 30 novembre suivant, les surfaces affectées étaient redevenues rouges et légèrement écailleuses. Il fallut se remettre au traitement dépuratif et altérant. Après un temps d'arrêt très-court, les choses reprirent bientôt leur aspect des mauvais jours. »

OBSERVATION LXIX (Dr Vérité).

M. M..., 26 ans, conducteur de travaux, m'est adressé par M. le docteur Choussy, propriétaire de l'établissement thermal qui porte son nom, à la Bourboule.

Il présente sur le devant du thorax une éruption rouge jaunâtre limitée par des arcs de cercle, au bras une plaque rougeâtre, et à la tête un amoncellement de squasmes grisâtres. Les squames ne sont pas brillantes à la tête, mais plutôt un peu humides. La plaque psoriasique qui siége à la hauteur du biceps, au bras gauche, a cinq centimètres sur trois; parmi les squames peu abondantes qui la recouvrent, on aperçoit quelques petites pustules d'acné.

Le malade est atteint de cette éruption depuis quatre ans; il a déjà suivi l'an dernier un traitement à la Bourboule. L'éruption, qui s'était amendée, est survenue de nouveau au printemps dernier.

Sous l'influence du traitement les squames tombent, les taches, débarrassées de cette couche épidermique surabondante, s'effacent. Ce malade avait été atteint de douleurs rhumatismales violentes quelques années auparavant. Il se plaignait encore de douleurs sciatiques. Lorsque je quittai la Bourboule, au mois de septembre, le malade présentait encore, après un intervalle de huit jours, des traces de son affection sur les limites de l'éruption qui siégeait sur le thorax, et de la rougeur sur la plaque du bras. Lc tête était bien nettoyée.

Observation LXX (Dr Vérité,

Annales de la Société d'hydrologie, t. XXI).

M. X..., officier, m'est adressé à la Bourboule par M. Bazin, pour un *psoriasis herpétique*. Il ne croit pas que la maladie dont il est atteint soit héréditaire. En remontant dans le passé, et autant que ses souvenirs lui permettent de fixer une date, le début du psoriasis doit remonter au moins à l'année 1858. Vers ce temps là, une espèce de dartre furfuracée avait déjà établi son siége sur les deux coudes, les plaques étaient tellement grandes que le malade éprouvait un certain malaise à se déshabiller devant ses camarades pour se baigner dans la rivière. Dix ans après, dans l'année 1868, ses bras furent couverts de squames très-développées et les médecins du régiment l'envoyèrent à Barèges. Après un traitement de quarante jours, qui n'amena aucun résultat favorable, le malade rejoignit son corps pour y reprendre sa vie active.

Vers le mois de mars 1869, la maladie, qui avait été jusque-là circonscrite aux bras, envahit les jambes, les cuisses et la tête. Les démangeaisons étaient si intenses, si douloureuses, que le malade se déchirait la peau avec les ongles.

Un médecin de Niort fit suivre un traitement consistant en frictions à l'huile de cade et en bains sulfureux artificiels ; les frictions furent favorables, tandis que les bains n'amenèrent aucun résultat satisfaisant.

Vers le mois de juin, le malade retourna à Barèges, sur les conseils de deux médecins, mais ce second traitement à l'hôpital militaire fut plutôt nuisible que bienfaisant.

En 1870, le malade vint à Paris et alla consulter successivement M. Cazenave et M. Bazin.

Voici l'ordonnance de M. Cazenave :

Psoriasis herpétique.

Pilules. R. Masse asiatique, 4 gr. ; extrait de taraxacum, 4 gr. ; pour quarante pilules, une matin et soir.

Mélange. R. Bicarbonate de soude, 4 gr.

Sirop d'écorces d'orange, 400 gr. ; M. une cuillerée à soupe avant chaque repas.

Pommade. Goudron, onguent citrin, axonge ; de chaque 10 gr. M.

Pour frictions le soir sur les plaques.

Le matin, des lotions d'eau de savon tiède.

Deux fois la semaine, un bain de son tiède, avec 200 gr. de carbonate de soude.

Un régime doux. Pas de charcuterie, de coquillages, de fromage.

L'ordonnance de M. Bazin portait :

Psoriasis herpétique. M.... prendra des granules d'arséniate de soude (granules de 1 milligr.).

On débutera par deux granules, et de quatre en quatre jours on augmentera d'un granule jusqu'à vingt par jour, dix le matin et dix le soir avant le repas. Une tasse de tisane de douce amère immédiatement avant l'ingestion des granules.

2º On fera sur les éruptions, le soir, une friction avec la pommade ci-dessous :

R. Axonge, 80 gr. ; goudron, 8 gr.

3º Deux bains par semaine ; bains de son avec 200 gr. de carbonate de soude pour le bain.

Dès qu'il serait possible, le malade se rendrait à la Bourboule pour y suivre un traitement thermal.

Malheureusement, le malade ne put suivre ces conseils, à cause de la guerre qui éclata bientôt après. Il est à remarquer que pendant tout le temps que dura le blocus de Metz, où se trouvait notre malade, son affection cutanée fut moins intense, moins douloureuse.

Le grand air, la diététique particulière qu'il suivit alors semblent être les causes de ce demi-sommeil de l'affection qui a duré jusqu'au mois de mars 1875.

Depuis, et après des frictions avec une pommade camphrée, malgré des bains fréquents, le psoriasis augmenta surtout aux mains et aux pieds.

L'amélioration, pendant le siége de Metz, signalée par le malade, m'a frappé et j'ai interrogé depuis, à ce point de vue, à la Bourboule, mes malades atteints de dermatoses. Plusieurs d'entre eux avaient constaté aussi, pendant le siége de Paris, une grande diminution dans les symptômes de leurs affections cutanées.

Lorsque je vis le malade pour la première fois, à la Bourboule, où il se rendit au mois de juin dernier, je fus surtout frappé de l'aspect des pieds. Le traitement consista en bains prolongés, aussi chauds que le malade pouvait les prendre, en douches de dix minutes, et en boisson à la dose, atteinte au bout de huit jours, de cinq verres par jour.

Après quinze jours de traitement, la desquamation commença par larges plaques et le malade me remit d'abord le revêtement épidermique de la région plantaire, remarquable par la production exagérée des cellules épidermiques qui la constituaient.

La chute s'est effectuée en totalité, c'est là un point à noter, car lorsqu'on obtient par les bains ordinaires la chute des squames, c'est par parcelles, à la suite d'une sorte de macération. Il semble que dans le cas actuel, le traitement a eu surtout pour effet d'arrêter le processus morbide, qui donne lieu à l'hypergénèse des cellules épidermiques et que cette large squame a été éliminée alors comme un corps étranger. La peau saine, mise à nu, était rouge: très-fine ; néanmoins, le malade pouvait marcher sans éprouver de douleur à la plante des pieds.

Mais c'est surtout les pièces qui recouvraient les orteils et que le malade me remit ensuite qui doivent attirer l'attention, parce que la lésion qu'elles présentent n'a pas été décrite.

Sous le nom de consomption dartreuse des ongles, de psoriasis unguium, les lésions des ongles dans le psoriasis ont été maintes fois décrites par les dermatologistes ; mais entre cette maladie et celle que je propose d'appeler *psoriasis superunguéal*, il y a identité de nature et non de lésions.

En effet, ces sortes de coques épidermiques qui coiffaient les orteils à la manière de doigts de gants ont laissé, après leur chute, des ongles atrophiés mais persistants. On voit, dans l'intérieur des coques, une excavation où s'étaient logés les ongles qui y ont laissé leur empreinte.

Je ne vois pas commeut il serait possible de faire concorder la production de ces coques épidermiques avec les données que nous possédons sur l'anatomie de l'ongle.

On sait que la peau de la face dorsale des doigts ne s'arrête pas là où l'ongle commence, mais qu'elle s'avance sur lui de 5 à 6 millimètres, faisant un petit repli en forme de fer à cheval et, s'adossant à elle-même, remonte sur a racine. Le derme contourne l'ongle et se continue avec le derme situé sous l'ongle, derme sous-unguéal ou lit de l'ongle.

Faut-il admettre que le prolongement de l'épiderme situé sous l'ongle, qui va, dans cette coque épidermique, rejoindre l'épiderme de la pulpe des doigts, ne survient que dans l'état morbide? Cu ne vaut-il pas mieux admettre, que dans l'état normal la couche cornée de l'épiderme recouvre l'ongle, mais est réduite à une si minime épaisseur, que c'est seulement dans les cas pathologiques, semblables à celui que j'ai recueilli à la Bourboule, qu'on peut en constater la présence.

Quant à la nature herpétique du *psoriasis superungéal*, qu'il me suffise de dire que c'était le diagnostic de M. Cazenave ainsi que celui de M. Bazin, qui m'a adressé ce malade à la Bourboule. Ces deux maîtres avaient ordonné les arsenicaux.

C'est également par l'arsenic, que la Bourboule contient en grande quantité, que l'état de ce malade a été modifié si avantageusement.

Enfin dans l'espace de quatre années, de 1868 à 1872, M. le Docteur Pradier a vu soixante et onze malades atteints de psoriasis. « Chez l'un d'entre eux la maladie était tellement généralisée, que sa peau ressemblait, dit-il, à celle d'un tigre ; malgré cela il a guéri, avec une promptitude remarquable, si bien, qu'à son retour, ses amis ne pouvaient plus le reconnaître. Il est revenu une seconde fois à la Bourboule, pour quelques taches seulement, qui avaient récidivé sur la poitrine, mais il a assez prolongé sa seconde saison pour pouvoir partir sans aucune trace de maladie. »

XII. *Eléphantiasis. Lèpre.* La lèpre est une maladie cachectique, non contagieuse, essentiellement héréditaire (Bazin) ; elle était connue dès l'antiquité, et de tout temps les sources d'eaux minérales ont été mises à contribution par les médecins pour la combattre. On voit encore à Neyrac une ancienne piscine qui alimente la source dite *des Lépreux*, et les ruines d'une ancienne maladrerie.

La lèpre n'a pas à proprement parler de spécifique, cependant l'arsenic agit très-certainement sur les affections cutanées de l'éléphantiasis, notamment sur les léproïdes maculeuses et squameuses (Bazin).

De 1855 à 1865, M. Peironnel a dirigé, à la Bourboule, le traitement de quinze ou vingt éléphantiasis des Arabes; tous les moyens balnéaires ont été employés, mais il n'a obtenu qu'un peu plus de souplesse des parties et un peu de diminution dans leur volume, encore les changements obtenus n'ont-ils pas été durables. Pendant la même période, M. Peironnel n'a vu qu'un seul cas d'éléphantiasis des Grecs. Le résultat fut négatif.

En somme, c'est une maladie rare que l'on ne voit pas souvent à la Bourboule. M. le docteur Pradier en a cependant observé deux cas qu'il a montrés à ses collègues. « C'était chez deux femmes ; l'une, âgée de 45 ans, malade depuis quatre ans et fort débilitée, l'autre âgée de 42 ans et d'une forte constitution. Chez la première, dont la maladie était généralisée et fort avancée (les tubercules étaient en pleine suppuration), le traitement a paru, d'abord, donner quelque soulagement, mais les douleurs atroces qu'elle supportait l'obligèrent à se retirer chez elle, où elle est morte quelques mois après. Chez la se-

conde, au contraire, les bains produisirent un soulagement marqué, et à la fin de la seconde année elle pouvait se considérer comme guérie. Il est vrai de dire que,
chez elle, la maladie n'avait pas dépassé la première
période ou avait à peine commencé la seconde dans
quelques points. »

En 1875, M. le Docteur Danjoy eut à traiter un lépreux présentant déjà le facies léonin caractéristique. Il
est parti, paraît-il, amélioré ; je ne sais s'il est revenu
pendant la saison suivante.

Enfin pendant l'été de 1876, M. le Docteur Vérité a
bien voulu me montrer deux malades et me raconter en
quelques mots leur histoire, que je rapporte dans les
deux observations suivantes.

OBSERVATION LXXI (communication verbale du Dr Vérité).

Eléphantiasis des Arabes.

Le malade dont il s'agit est un jeune homme malingre, aux yeux caves.
Après une opération de phimosis, il survint un œdème considérable du pré-
puce et des bourses.

La persistance et le volume de cet œdème devinrent tels, qu'on engagea ce
jeune homme à venir à la Bourboule.

Le pénis est énorme, terminé en battant de cloche.

L'étiologie de cette affection paraît évidente, mais nous n'avons pas à la
rechercher. Ce fut le scrotum qui diminua le premier, le volume exagéré du
pénis ayant persisté presque jusqu'à la fin de la cure : nous ne connaissons
pas la durée du traitement, mais l'eau minérale n'a été administrée qu'en
bains et en boisson.

OBSERVATION LXXII (communiquée verbalement par le Dr Vérité).

Eléphantiasis des Grecs. Lèpre.

Tel était le diagnostic porté par trois médecins des hôpitaux de Marseille.
Deux malades font le sujet de cette observation. Il s'agit d'une dame venue à
la Bourboule avec un de ses enfants atteint de la même maladie.

La mère avait le visage couvert de tubercules dont quelques-uns étaient
ulcérés ; il existait des plaques anesthésiques disséminées sur tout le corps, et

un commencement de déformation de la face. Une première saison à la Bourboule en 1875 amena une amélioration sensible.

Cette dame a eu cinq enfants. N'étant pas malade lorsqu'elle accoucha des deux premiers, ils vivent et sont bien portants. Elle contracte la lèpre ; elle a deux nouveaux enfants, ils ont la lèpre en naissant et meurent presque aussitôt. Le cinquième enfant est vivant, mais il a la lèpre ; c'est celui qui est venu à la Bourboule avec sa mère.

Quoique niée par Hebra, l'existence de la lèpre congénitale est donc bien réelle.

Cet enfant n'avait pas encore de tubercules, mais l'anesthésie cutanée était complète depuis le cuir chevelu jusqu'à la plante des pieds ; cette insensibilité était telle que les baigneurs s'amusaient même à lui chatouiller les narines avec des barbes de plume, à le piquer, sans parvenir à provoquer des mouvements ou des contractions réflexes. Lorsqu'il a quitté la Bourboule, il n'avait plus sur le corps un seul point anesthésique. Il devait y revenir pendan la saison de 1876.

XIII. *Icthyose*. L'icthyose est habituellement congénitale et très souvent héréditaire. Tout ce qu'on a essayé de faire pour triompher de cette affection est à peu près resté sans résultat. Le traitement par les eaux minérales ne peut être que palliatif. Les bains d'eau minérale font tomber les squames et rendent la peau plus nette et plus douce, mais les écailles reparaissent et l'épiderme reprend son aspect corné, aussitôt qu'ils sont interrompus.

Les malades qui sont venus à la Bourboule, voyant leur affection reparaître, n'y sont plus revenus. Cependant, s'il y avait chance d'obtenir des guérisons, ce serait en multipliant et en prolongeant les saisons. Il est fâcheux que l'essai n'ait jamais été fait d'une façon plus suivie.

XIV. *Affections parasitaires*. Ces affections sont généralement beaucoup plus localisées et sont dues à la présence d'un parasite animal ou végétal (sycosis ou mentagre, favus, herpès circiné, etc. Leur nature parasitaire n'est plus discutée aujourd'hui ; l'indication thérapeutique se résume donc en la destruction du parasite, qu'il s'appelle l'*achorion schœnleinii* ou le *trichophyton tonsurans.*

Toutes les ressources balnéothérapiques que ces malades pourront trouver à La Bourboule ne remplaceront et ne vaudront jamais pour eux l'épilation accompagnée de lotions parasiticides. La nature parasitaire du pityriosis versicoler, rend bien compte de sa tenacité, constatée par tous les médecins de la station.

Voici cependant une observation de syocosis dans laquelle les eaux de la Bourboule ont amené une amélioration vainement cherchée par les moyens ordinaires.

OBSERVATION LXXIII (inédite).

Sycosis.

M. R..., de tempérament robuste, jouissant d'une santé excellente, est atteint de sycosis depuis l'année 1868, l'affection qu'il qualifiait alors « d'espèce de dartre » siège dans la barbe : il n'en prit aucun soin.

Pendant la guerre, M. R... dut partir, et tous les jours le mal s'aggravait sans qu'il pût en prendre soin. Après la campagne, il commença par s'adresser à tous les droguistes, marchands de pommade que lui enseignèrent les journaux, et pendant quatre ans, il ne fit absolument usage que de leurs pommades et de leurs dépuratifs.

Enfin au mois d'octobre 1874, M. R... s'adressa à M. Hillairet, qui le fit entrer à l'hôpital Saint-Louis, au pavillon Gabrielle.

M. Hillairet ordonna des cataplasmes d'amidon, des bains d'amidon, des douches et enfin l'épilation, qui fut faite à deux reprises différentes.

M. R... resta cinquante jours au pavillon Gabrielle ; il ne restait plus trace de son affection ; mais il n'y avait pas huit jours qu'il était retourné chez lui, lorsque le sycosis reparut.

M. R... eut le tort de laisser repousser sa barbe, et l'année suivante, au mois de novembre 1875, il fut forcé de rentrer à Saint-Louis.

M. Hillairet, dans le service duquel j'étais alors, ordonna de nouveau des cataplasmes d'amidon, des bains et des douches, mais pas d'épilation. Deux fois on essaya des onctions avec la pommade à l'huile de cade, mais les poussées inflammatoires qui se produisirent les firent immédiatement abandonner.

Après deux mois de séjour au pavillon Gabrielle, M. R... ne ressentant pas d'amélioration bien sensible, M. Hillairet lui conseilla de retourner chez lui et d'aller faire une saison à la Bourboule pendant l'été de 1876.

J'ai retrouvé là M. R...; c'est M. le Dr Vérité qui dirigeait son traitement. L'amélioration était déjà sensible au bout de quelques jours. Le malade prit vingt-cinq bains et quelques douches et quitta la Bourboule fort satisfait de son état et se croyant même radicalement guéri.

J'ai revu M. R... à Paris, au mois d'avril 1877, on n'aperçoit aucune trace apparente de sycosis; cependant, M. R..., qui a appris à ses dépens la ténacité de cette affection, va revenir à la Bourboule faire une et même deux saisons.

Dans la séance du 20 février 1860, M. Allart dépose à la société d'hydrologie, au nom de M. Peironnel, vingt et une observations d'affections cutanées traitées par les eaux de la Bourboule.

Nous ne pouvons pas rapporter ici ces observations, sans donner à ce chapitre une étendue demesurée, mais elles viennent apporter leur contingent de preuves, et montrent bien l'efficacité des eaux de la Bourboule dans certaines dermatoses, surtout lorsqu'elles sont entées sur des sujets scrofuleux.

CHAPITRE XXII.

SYPHILIS. — CACHEXIE PALUSTRE.

I. *Syphilis*. La cachexie syphilitique a pu être comparée à la cachexie scrofuleuse, et d'autant plus justement que les sujets lympathiques et les scrofuleux sont le plus exposés à en subir les atteintes.

Pas plus que les autres, La Bourboule ne peut revendiquer une action curative directe et spéciale sur la syphilis elle-même, mais son action reconstituante est très-salutaire dans la période cachectique.

En somme, les vieilles ulcérations, les accidents tertiaires peuvent seuls être influencés par ces eaux. M. Peironnel a vu diminuer sensiblement des exostoses syphilitiques et les douleurs nocturnes qui les accompagnaient.

L'observation suivante ne rentre pas précisément dans notre sujet, mais elle est remarquable au point de vue de l'action puissante de l'arsenic dans un cas de syphilis invétéréo.

OBSERVATION LXXIV (Gaz. des hôp., 6 juin 1848).

Une dame fut infectée par son mari sans s'en douter aucunement, et elle parcourut tous les stades de la syphilis jusqu'au point d'être réduite à un véritable état de marasme et d'attendre la mort, pour ainsi dire, à chaque instant. Elle avait le palais et les organes de la dégustation détruits, de manière qu'elle pouvait à peine avaler une très-petite quantité de liquide, et encore fallait-il pour cela qu'elle se tînt dans la position couchée.

M. le Dr Sicherer, de Heilbrunn, considérant la position de cette malade comme tout à fait au-dessus des ressources de l'art et sachant que tous les remèdes avaient été inutilement employés soit par lui, soit par d'autres, crut devoir recourir à l'emploi de l'arsenic : en conséquence, il prescrivit la liqueur de Fowler, qu'il administra d'abord à la dose de deux gouttes, en ayant soin d'augmenter chaque fois progressivement, de manière à arriver à trente gouttes, trois fois par jour. Le traitement fut continué jusqu'à ce que le malade eut pris environ 60 grammes de la solution arsenicale.

Le succès fut tellement brillant que cette dame se trouve complètement débarrassée de son affection et qu'elle recouvre la faculté d'avaler. Il y a dix ans maintenant (1843) que cette guérison a été obtenue, et la personne qui fait le sujet de cette observation a atteint l'âge de 46 ans sans avoir jamais rien éprouvé depuis cette époque.

Les observations de malades syphilitiques guéris par les préparations arsenicales ne manquent pas, cependant, à part M. Ricord, la plupart des syphiliographes en font à peine mention dans le traitement des accidents secondaires de la syphilis.

Nous croyons que c'est seulement dans les cas exceptionnels, dans les cas rebelles au mercure et à l'iodure de potassium, lorsque les malades sont affaiblis et pour ainsi dire cachectiques, que les eaux de la Bourboule sont appelées à rendre des services.

II. *Cachexie palustre.* « C'est vers la fin du xviie siècle qu'on a indiqué l'arsenic comme moyen de guérison des fièvres palustres. Sa valeur, dans ces cas, a sans doute été beaucoup exagérée; un bon nombre de faits positifs rapportés comme cas de guérison doivent n'être que de pures illusions. Certaines observations sont dues à des chirurgiens militaires qui ont pu être trompés par des soldats simulant la fièvre intermittente; on sait, en outre, que certaines fièvres guérissent par le seul effet de l'hygiène, par le repos, par la suppression des causes qui les avaient engendrées; quelques autres par l'administration d'un éméto-cathartique, et d'autres, enfin, sans aucune médication. »

« En somme, on revient toujours au sulfate de quinine que rien ne saurait jusqu'ici remplacer. Cependant, quand l'économie se montre rebelle à la quinine, et, dans les formes de névralgies palustres, dites conges- tives, les arsenicaux peuvent avoir des résultats avanta- geux ; ils semblent même s'opposer mieux que la qui- nine aux récidives ; ils donnent surtout des résultats excellents dans les circonstances où les malades, depuis longtemps minés par la fièvre, émaciés, anémiés, n'ont plus d'accès proprements dits, mais sont tombés dans une cachexie véritable (1). »

Le traitement de la fièvre intermittente devait être jadis chose très-fréquente à la Bourboule, puisqu'elle avait donné son nom à la source des Fièvres. Cependant, la guérison de cette maladie semble s'y faire comme par le passé, et M. le docteur Château cite dans son mémoire deux cas de fièvres intermittentes rebelles au sulfate de quinine : après quinze jours de traitement, il a vu les accès cesser complètement.

M. Peironnel a vu guérir également quelques cas de fièvre intermittente rebelle. Il n'y a pas cependant de cure thermale qui soit véritablement applicable aux accès de fièvre intermittente marématique ; l'efficacité du trai- tement arsenical de la fièvre est d'ailleurs fort restreinte et l'eau de la Bourboule, elle-même, la plus riche de toutes en arsenic, ne fait guère que combattre les effets consécutifs de l'intoxication palustre.

« Les eaux arsenicales trouvent aussi leur indication en qualité de reconstituantes et d'eutrophiques, surtout quand l'arsenic, comme c'est la règle, accompagne beau- coup d'autres substances minérales, faisant normalement partie de la constitution chimique du sang et des hu- meurs animales ainsi que des tissus organiques. A ce

(1) Gubler. Leçons de thérapeutique, p. 99. Paris 1877.

double titre on peut compter sur l'action bienfaisante de l'eau de La Bourboule. » (Gubler.)

III. *Névralgies périodiques.* — Après avoir constaté l'efficacité des préparations arsenicales dans le traitement de certaines fièvres intermittentes, il devenait rationnel d'essayer cette médication dans ces névralgies périodiques quelquefois si rebelles, même à l'action du sulfate de quinine.

Nous ne pouvons citer toutes les observations rapportées par Hoffmann (1), Alexander (2), Delioux (3), Millet (4), mais il est démontré que les préparations arsenicales donnent des résultats excellents dans certains cas de névralgies périodiques rebelles ; pourquoi donc ne pas employer l'eau de la Bourboule, qui agit dans le même sens que les formules officinales et ne produit pas, à beaucoup près, les mêmes accidents.

Nous pourrions en dire autant de toutes les autres maladies intermittentes, comme la manie intermittente, par exemple, dans laquelle un aliéniste distingué, M. Moreau, a substitué au sulfate de quinine les préparations arsénicales, qui lui ont paru avoir dans ce cas un effet beaucoup plus sûr, et auxquelles il déclare être redevable de plusieurs guérisons. L'une d'elles, fort remarquable, a été publiée dans la *Gazette des hôpitaux* (septembre 1856).

Nous pourrions multiplier les citations.

(1) Harles. De arsenicis usu. Nurembert 1811, p. 331.
(2) In Revue méd. française, 1828.
(3) In Bull. gén. de thérap., p. 294 et 295, t. XLV, 1853.
(4) Millet. Loc. cit., p. 60.

CHAPITRE XXIII.

I. *Névralgies.* — Sans être aussi prompte et aussi décisive que dans les névralgies périodiques, l'action de l'arsenic est encore très-manifeste dans les névralgies continues.

M. le docteur Cahen, médecin de l'hôpital Rothschild, a fait prendre de l'arsenic, et toujours avec succès, à 65 personnes atteintes de névralgies.

M. le Docteur Isnard, de Marseille, cite des cas semblables et, dans tous ces cas, les préparations arsenicales étaient seulement mises en usage, lorsque l'opium, la belladone, la morphine, l'atropine, le chloroforme n'avaient produit aucun effet sensible.

A la Bourboule, les malades atteints de névralgies sont encore assez rares. C'est la sciatique qu'on voit le plus souvent.

Les résultats sont satisfaisants.

II. *Gastralgie.* — M. le docteur Millet (1) cite plusieurs cas de gastralgie amendés ou guéris par l'arsenic. Pour mon compte, je pourrais rapporter l'observation d'un de mes amis, de tempérament herpétique, souffrant depuis plusieurs années de crises de gastralgie fort douloureuses, et se reproduisant une ou deux fois par mois. Il fit une saison à la Bourboule, en 1874, sur le conseil d'un de ses chefs de service, M. le docteur Isambert. Les accès de gastralgie n'ont pas reparu.

(1) Millet. Loc. cit., 82.

III. *Chorée*. — La chorée ou danse de Saint-Guy est une névrose convulsive, caractérisée par des mouvements irréguliers, permanents et involontaires des muscles de la vie de relation. Elle est très-souvent liée à la chloro-anémie de l'enfance.

Il y a des chorées symptomatiques dans lesquelles la suppression ou l'extinction de la cause est la première condition de guérison.

L'emploi de l'arsenic dans le traitement de la chorée ne remonte pas à une époque bien éloignée; c'est Alexander qui paraît l'avoir employé pour la première fois à la la fin du xviie siècle dans un cas de chorée épileptiforme. Depuis les observations, et les observateurs ont été nombreux, surtout en Angleterre et en Allemagne, en 1856, M. Aran publia une observation (1) de chorée unilatérale datant de plusieurs années, et guérie en quelques jours par l'administration de l'acide arsénieux. Selon M. Aran, cette médication convient surtout dans les chorées accompagnées d'accidents bizarres, et dans les cas rebelles et opiniâtres.

Les mêmes résultats ont été obtenus par M. Bouchut avec l'arseniate de soude (2), par le docteur Willshire avec la liqueur de Fowler (3); nous ne pouvons pas citer toutes ces observations, mais nous voudrions voir traiter plus fréquemment à la Bourboule une névrose, contre laquelle les préparations pharmaceutiques agissent déjà si efficacement.

IV. *Epilepsie*. — Jusqu'à plus ample informé, nous ne croyons pas à l'efficacité de l'arsenie dans l'épilepsie.

(1) In Bull. gén. de thérap., t. IV, p. 289 1856.
(2) Gaz, des hôp., 24 juin 1858.
(3) In The Lancet, juillet 1859.

Les eaux et l'altitude de la Bourboule ne pourraient qu'être nuisibles.

V. *Angine de poitrine.* — Nous en dirons autant de l'angine de poitrine. En admettant même que l'arsenic puisse avoir une action quelconque contre cette maladie, la diminution de la pression atmosphérique dans les stations de montagnes suffirait à amener un de ces accès si pénibles pour les malades et si redoutables.

VI. *Myélites chroniques.* — « La myélite chronique éprouve de l'emploi des bains, et plus spécialement des douches rachidiennes, des effets très-souvent heureux. Nous en avons chaque année quelques cas; il est rare qu'il n'y ait pas une amélioration plus ou moins marquée à constater (1). »

En général, toutes les eaux douées de propriétés à la fois excitantes et réparatrices conviennent dans le traitement des maladies de la moelle.

XII. *Paralysies.* — Les auteurs du xvii° et du xviii° siècle signalent l'efficacité des eaux de la Bourboule dans les paralysies. Michel Bertrand y envoyait même des malades qu'il n'avait pu guérir au Mont-Dore.

Quelques formes de paralysie peuvent être certainement améliorées à la Bourboule; les résultats obtenus par M. Peironnel sont incontestables, mais, de tout ce qui a été observé ou écrit sur ce sujet, on peut conclure que l'action de ces eaux est à peu près nulle dans les cas de paralysie essentielle de l'enfance, de paralysie générale progressive et d'ataxie locomotrice.

---

(1) Peironnel. Loc. cit., p. 68.

Clérault.

CHAPITRE XXIV.

AFFECTIONS CHIRURGICALES.

Nous avons parlé plus haut des ankyloses et des ar-
thrites; si on excepte les ulcères scrofuleux, quelques
cas de carie ou de nécrose, placés souvent sous l'influence de cette même diathèse, les affections chirurgicales sont rares à la Bourboule, elles pourraient cependant rendre des services, surtout lorsque l'état général
a besoin d'être reconstitué.

Les qualités stimulantes des eaux de la Bourboule produisent une vive excitation générale, provoquent un appel
fluxionnaire vers les parties affectées d'engorgements
froids, activent la résolution. L'inflammation qu'elles
déterminent donne issue au corps étranger, projectile
de guerre ou séquestre osseux qu'il s'agit d'éliminer.

Dans ces cas, il y a contre-indication au traitement
thermal de la Bourboule lorsque les malades sont sujets
aux congestions sanguines actives, aux hémorrhagies
de même sorte, ainsi qu'aux phlegmasies splanchniques.
Il faut également renvoyer ceux qui sont affectés de maladies cérébrales ou cardiaques. Voici comment s'exprime M. le docteur Peironnel au sujet de la carie (1) :

« La carie est une affection très-commune dans notre
clientèle. On ne l'y trouve si fréquemment, que parce
que l'expérience a prouvé l'efficacité des eaux à son endroit. En général, il ne se produit rien de bien manifeste pendant le cours du traitement. Le phénomène le

(1) Peironnel. Loc. cit.

plus apparent consiste dans la diminution et l'épaississement des liquides suppurés.

« Les guérisons sont nombreuses.

« Bains quotidiens, eaux en boisson, douches liquides.

« La nécrose est aussi très-favorablement amendée par notre traitement thermal. Si les esquilles n'ont pas un trop grand volume, elles sont éliminées successivement, pendant qu'il se produit dans l'os malade un travail de restauration ; si l'esquille est volumineuse, et qu'elle ne puisse pas se créer de voie à travers les parties molles, ou si encore il y a sequestre enchatonné, la chirurgie est bien forcée d'intervenir ; mais la guérison définitive est plus rapide et plus franche. Le traitement thermal est le même que pour la carie. »

Les observations IX et X, placées dans le chapitre du lymphatisme et de la scrofule, sont des observations de carie et de nécrose.

A propos des effets physiologiques, nous avons indiqué les propriétés cicatrisantes de l'eau de la Bourboule, la rapidité avec laquelle se guérissaient des ulcères atoniques, nous n'y revenons que pour mémoire.

Conclusion. En résumé, les eaux chlorurées sodiques, bicarbonatées et arsenicales de la Bourboule représentent un médicament puissant, qui, dans beaucoup de maladies, peut rendre et rend en effet de très-éminents services. C'est un agent précieux qui demande à être manié avec prudence, mais on a peut-être eu le tort de vouloir l'employer dans un trop grand nombre de cas ; nous avons essayé d'en montrer les contre-indications. Ce n'est point une panacée, mais un médicament réel, un médicament sérieux auquel on peut prédire un avenir des plus prospères.

INDEX BIBLIOGRAPHIQUE.

De balneis omnia quæ exstant apud Græcos, Latinos et Arabas, etc.
(In-folio, Venise, 1553.)

NICOLAS DE NICOLAI. — Vichy et les bains chauds du Bourbonnais au
XVIᵉ siècle, 1567. (Publié pour la première fois chez Dentu,
en 1864, par M. Victor Advielle).

BANC (Jean). — Mémoire renouvelée des eaux naturelles et faveur des
nymphes françaises et des malades qui ont recours à leurs
emplois salutaires. Paris, 1605.

FALLOPPE. — Tractatus de medicatis aquis. 1564.

DECOMBES (Jean). — Hydrologie. 1645.

DUCLOS. — Observations sur les eaux de plusieurs provinces de
France. Paris, 1665. (Qualités physiques et chimiques des
eaux de la Bourboule.)

CHOMEL (J.-F.). — Traité des eaux minérales, bains et douches de
Vichy. Clermont-Ferrand, 1734. (Description de la Bourboule.)

RAULIN (Vincent). — Traité analytique des eaux minérales en général. Paris, 1770.

LEMONNIER. — Observations d'histoire naturelle. 1744.

BUCHOZ. — Dictionnaire hydrographique. Paris, 1772.

FOURCROY. — Leçons élémentaires de chimie, 1782.

CARRÈRE. — Catalogue des ouvrages publiés sur les eaux minérales
en général et sur celles de la France en particulier. Paris,
1785.

LEGRAND D'AUSSY. — Voyage fait en 1787 et 1788 dans la ci-devant
Haute et Basse-Auvergne. (Paris, an III, de la république.)

BOUILLON-LAGRANGE. — Essai sur les eaux minérales naturelles et
artificielles. Paris, 1810.

BERTRAND (Michel). — Recherches sur les propriétés physiques, chimiques et médicinales des eaux du Mont-Dore. (Clermont-
Ferrand, 1825.)

LECOQ (Henri). — Recherches sur les eaux minérales de la Bourboule. (*In* Annuaire de l'Auvergne, 1828.)

CHOUSSY. — Etablissement thermal de la Bourboule. Clermont-Ferrand, 1828.

ALIBERT. — Précis historique sur les eaux minérales les plus usitées. Paris.

LECOQ (H.).—Le Mont-Dore et ses environs. Paris, J.-B. Baillière, 1835.

— Eléments de géologie et d'hydrographie, J.-B. Baillière. Paris, 1838.

— Recherches sur les eaux thermales et sur le rôle qu'elles ont rempli à diverses époques géologiques. Clermont, 1839.

PATISSIER et BOUTRON CHARLARD. — Manuel des eaux minérales naturelles. Paris, 1837.

CHENU. — Essai pratique sur l'action thérapeutique des eaux minérales. Paris, 1840.

NIVET. — Dictionnaire des eaux minérales du Puy-de-Dôme, 1846 (Art. Murat-le-Quaire.)

DEVERGIE. — De la médication arsénicale dans les dermatoses squameuses. (*In* Gazette des hôpitaux, 2 janvier 1847.)

NÉLIGAN. — Traitement du favus par l'iodure d'arsenic. (*In* Dublin journal, t. VI, 1848.)

FIGUIER et MIALHE. — Examen comparatif des principales eaux minérales d'Allemagne et de France, 1848.

DEBOUT. — Coup d'œil sur la médication arsenicale, son emploi dans le catarrhe pulmonaire chronique et dans la phthisie. (Bulletin de thérapeutique, t. XXXVII, 1849.)

NIVET. — Etude sur les eaux minérales de l'Auvergne et du Bourbonnais. Clermont, 1850.

CHEVALLIER et GOBLEY. — Notice historique sur la découverte de l'arsenic dans les eaux minérales, 1852.
        (Bull. de l'Acad. de méd., t. XX, 1848.)

TSCHUDI (de). — Action physiologique de l'arsenic. (Gazette médicale, 1853.)

THÉNARD. — Rapport à l'Académie des sciences. (Octobre 1854.)

PEIRONNEL. — Rapport à l'Académie de médecine sur les saisons de 1855 et 1856.

— Communication sur le traitement thermal des scrofules. (Annales de la Soc. d'hyd. méd., tome V.)

CHOUSSY et DEBAY. — Hygiène des baigneurs : en particulier des eaux thermales de la Bourboule. Paris, 1850.

HERPIN. — Etudes médicales et statistiques sur les eaux minérales de France, d'Angleterre et d'Allemagne. Paris, 1855.

Allart. — Thérapeutique hydro-minérale des maladies constitutionnelles. (Annales de la Soc. d'hydr. méd. t. VI.)

Orfila (Louis). — Leçons sur l'arsenic. (Gaz. hôp. 1857.)

Aran. — De l'accumulation de l'arsenic. (Union méd., 1859.)

— Traitement de la chorée par l'acide arsénieux. (Bull. de thérapeutique, 1859.)

Moutard-Martin. — De l'arsenic. (Union méd. 1859.)

Imbert-Gourdeyre. — Histoire des éruptions arsenicales. (Moniteur des hôpitaux, 1859.)

— Etude sur la paralysie arsenicale. (Gaz. méd., 1854.)

— Action de l'arsenic sur les parties génitales externes. (Gaz. méd. 1864.)

Begbie. — De l'emploi de l'arsenic dans les formes chroniques du rhumatisme. (*In* Edimb. méd. journ., 1859.)

Strater. — De quelle manière prenait-on les bains du temps de Charles-Quint. (Aix-la-Chapelle, 1858.)

Bouchut. — De l'emploi de l'arséniate de soude contre la scrofule. (Bull. de thérapeut., 1860.)

Pétrequin et Socquet. — Traité général et pratique des eaux minérales.

Rotureau. — Les principales eaux minérales de l'Europe. Paris, 1858-1864, 3 vol. in-8°.

Gueneau de Mussy (Noël). — De l'emploi des bains à l'arséniate de soude contre le rhumatisme noueux. (Gaz. des hôp., août 1861).

— Traité de l'angine glanduleuse.

— Leçon sur le traitement de la phthisie par les eaux de la Bourboule. (Bull. de thérapeut. t. LXXII, p. 145 à 152.)

Durand-Fardel. — Traité thérapeutique des eaux minérales. (2° édit. Paris, 1862.)

Dictionnaire général des eaux minérales et d'hydrologie médicale, par Durand-Fardel, Le Bret, Lefort et J. françois. (Paris, 1860.)

Lefort. (J.). — Etude physique et chimique des eaux minérales et thermales de la Bourboule. Paris, 1862. (*In* Annales de la Soc. d'hyd. méd., t. II et IX.)

Francois (J.). — Les eaux minérales dans leurs rapports avec la science de l'ingénieur. (Paris, 1863.)

Allart et Boucomont. — Les eaux thermo-minérales d'Auvergne. Paris, 1863.

Devergie. — Sur les propriétés anaphrodisiaques de l'arsenic. (*In* Bull. de thérapeutique, 1864.)

MILLET. — De l'emploi thérapeutique des préparations arsenicales. Paris, 1865.

PEIRONNEL. — La Bourboule, sa station thermale, ses eaux minérales et son établissement. Clermont, 1865.

DESNOS. — Art. Bourboule du Dictionnaire de médecine et de chirurgie pratique.

ROBERT-CROSS. — Auvergne : its mineral springs. Piccadilly, London, 1867.

ROTUREAU. — Art. la Bourboule du Dictionnaire encyclopédique des sciences médicales, 1868.

BAZIN. — Leçons sur le traitement des maladies chroniques en général et des affections de la peau en particulier par les eaux minérales et l'hydrothérapie. Paris, 1870.

CHATEAU. — Etude sur les eaux de la Bourboule, revue clinique. Paris, 1870.

— De quelques affections des voies respiratoires à forme hérpétique. Paris, 1872.

DURAND-FARDEL. — Les eaux minérales de la France mises en regard des eaux minérales de l'Allemagne. (Rapport présenté à la société d'hydrologie. Paris, 1872.

PRADIER. — Lettres médicales sur la Bourboule. Clermont, 1872.

LECOQ (H.). — Les eaux minérales du massif central de la France considérées dans leurs rapports avec la chimie et la géologie. Paris, J. Rothschild, 1865.

— L'eau du plateau central de la France. Paris, J.-B. Baillière, 1871.

GUÉRIN (Jules). — Discours prononcé à l'Académie de médecine, 25 février 1873.

CHATEAU. — Les sources de Fenestre à la Bourboule. (Annales de la Soc. d'hyd. méd., t. XIX, 1874.)

GUBLER. — Du traitement hydriatique des maladies chroniques. Paris, 1874.

RICHELOT. — Du climat du Mont-Dore pendant la saison des bains, 1867.

— Parallèle sommaire de l'eau du Mont-Dore et de la Bourboule, 1874.

— Discussion sur la nature arsenicale des eaux du Mont-Dore. Paris, 1876. (Annales de la Soc. d'hyd. méd., t. XXI.)

Choussy (Louis). — Etude médicale sur l'eau de la Bourboule. (1ʳᵉ partie, effets physiologiques. Paris, 1873.)

Escot. — Note sur les eaux de la Bourboule, 1874.

Noir. — Quelques considérations sur les indications et propriétés thérapeutiques des eaux de la Bourboule. Brioude, 1875.

Von Lasaulx. — Etudes pétrographiques sur les roches volcaniques de l'Auvergne. Clermont, 1875.

Gonnard. — Minéralogie du département du Puy-de-Dôme. 2ᵉ édit. Paris, 1876.

Escot. — Notice médicale sur les eaux thermales de la Bourboule. Clermont, 1876.

Noir. — Du traitement du rhumatisme noueux par les eaux de la Bourboule. (Annales de la Soc. d'hyd. méd., 1876.)

Chateau. — Indications et contre-indications des eaux de la Bourboule. Rouen, 1876.

— La Bourboule et le Mont-Dore. (Annales de la Soc. d'hyd. méd., t. XXII, 1877.)

Vérité. — Note sur le traitement de l'eczéma et du psoriasis aux eaux arsenicales de la Bourboule. (Annales de la Soc. d'hyd. méd., t. XX, 1875.)

— Le psoriasis herpétique aux eaux de la Bourboule. Psoriasis superunguéal. (Annales de la Soc. d'hyd. méd., t. XXI, 1876.)

— Note sur les éruptions thermales à la Bourboule. (Annales de la Soc. d'hyd., t. XXII, 1877.)

Revue scientifique, nº du 10 mars 1877. Un voyage scientifique en Auvergne.

TABLE DES MATIÉRES

PREMIÈRE PARTIE

DEUXIÈME PARTIE

Applications thérapeutiques.

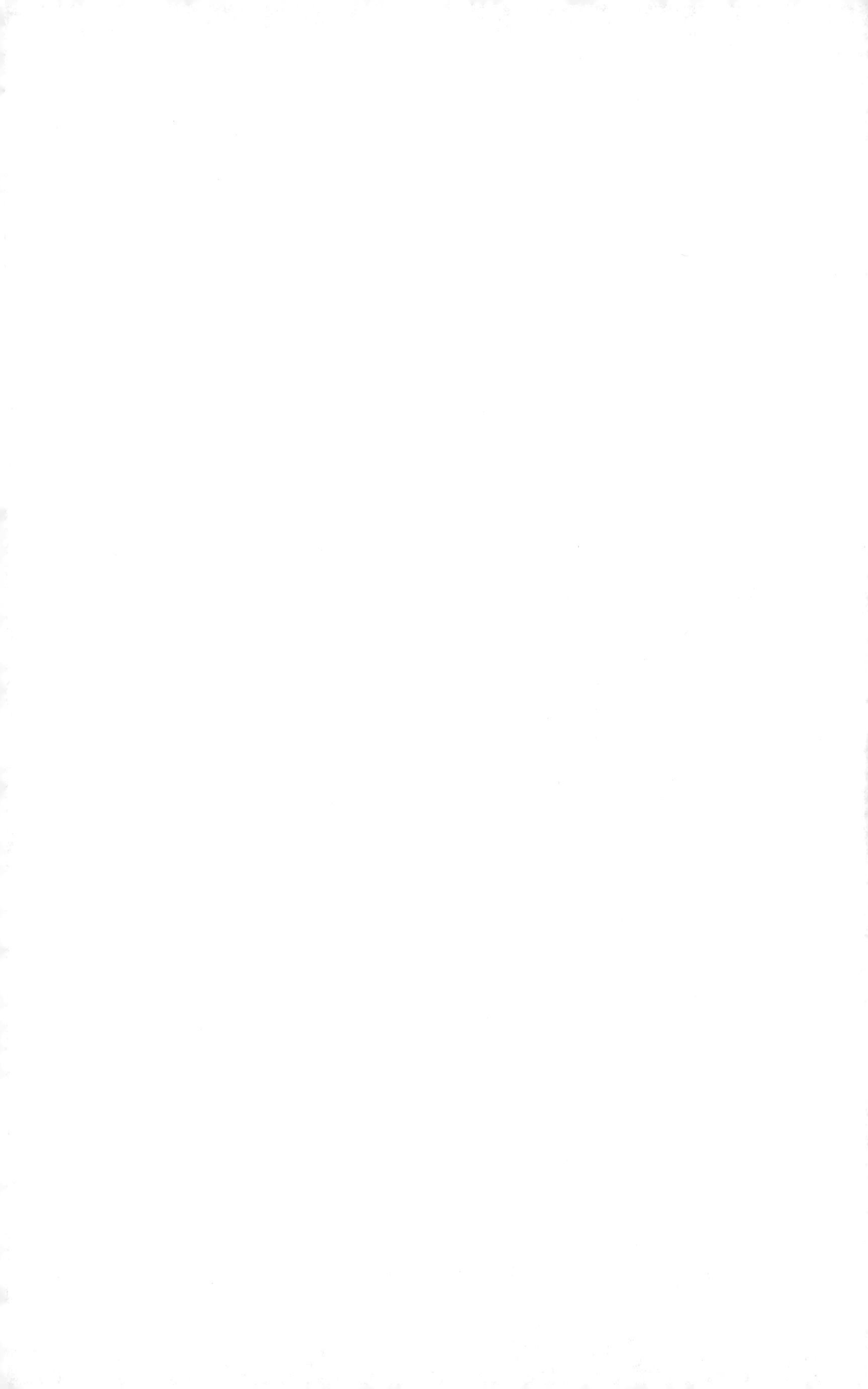